REMEDIOS NATURALES
PARA AUMENTAR
LA TESTOSTERONA

"Stephen Buhner combina la investigación científica, los conocimientos tradicionales y la experiencia personal en un libro que pudiera ser uno de los más importantes con que hoy contamos sobre la salud masculina. Explora el territorio poco conocido de los cambios hormonales en los hombres durante la mediana edad, una transición en la vida de estos que lamentablemente ha sido bastante ignorada y a menudo negada por la medicina moderna, y ofrece soluciones sensatas y simples para ayudar a los hombres a navegar por este importante ciclo de sus vidas."

ROSEMARY GLADSTAR, HERBOLARIA, FUNDADORA DE
UNITED PLANT SAVERS Y AUTORA DE
PLANTING THE FUTURE: SAVING OUR MEDICINAL HERBS
[SEMBRANDO EL FUTURO: AL RESCATE DE NUESTRAS
HIERBAS MEDICINALES]

REMEDIOS NATURALES

PARA

AUMENTAR
LA TESTOSTERONA

CÓMO MEJORAR
LA SALUD SEXUAL
Y LA ENERGÍA
MASCULINA

STEPHEN HARROD BUHNER

TRADUCCIÓN POR MANUEL RODEIRO

Inner Traditions en Español
Rochester, Vermont • Toronto, Canadá

Inner Traditions en Español
One Park Street
Rochester, Vermont 05767
www.InnerTraditions.com

Inner Traditions en Español es una división de Inner Traditions International

Título original por la edición 2007: *The Natural Testosterone Plan: For Sexual Health and Energy*, publicado por Healing Arts Press, sección de Inner Traditions International

Título original por la edición 2016: *Natural Remedies for Low Testoterone: How to Enhance Male Sexual Health and Energy*, publicado por Healing Arts Press, sección de Inner Traditions International

Nota al lector: el propósito de este libro es que sirva de guía informativa. Los remedios, métodos y técnicas aquí descritos tienen por objeto servir de complemento, no de sustituto, a la atención médica profesional. No deben utilizarse para tratar dolencias graves sin haber consultado antes a un profesional calificado de la salud.

ISBN 978-1-62055-625-2 (tapa blanda) — ISBN 978-1-62055-626-9 (e-book)

Impreso y encuadernado en Estados Unidos

10 9 8 7 6 5 4 3 2 1

Diseño del texto por Jon Desautels y diagramación por Virginia Scott Bowman
Este libro ha sido compuesto con la tipografía Sabon, y su presentación, con la tipografía Futura

CONTENIDO

Prefacio a la edición de 2016
"¡Gracias, Stephen Buhner!"

No comprendo por qué es tan difícil darse cuenta de lo obvio, por qué es tan complicado ver lo que está justo frente a nosotros, aunque es algo que a mí mismo me ha costado trabajo. Por ejemplo, conocía desde hace tiempo que muchas plantas han ayudado a las mujeres a moderar sus niveles hormonales durante la menopausia. Aún más, sabía que muchas plantas contienen compuestos con estrógenos. El lúpulo, la más potente de ellas, tiene grandes cantidades de estradiol, que en sentido generales para las mujeres lo que la testosterona es para nosotros los hombres. Sin embargo, en dos décadas (de 1983 a 2002) nunca se me ocurrió preguntar: "¿Hay plantas que contienen testosterona?". Es decir, no se me había ocurrido hasta que mi cuerpo empezó el tránsito de la juventud hacia la mediana edad, cuando experimenté por primera vez la andropausia, una experiencia que para los hombres es similar a la menopausia de las mujeres.

Desde la adolescencia, nunca había cuestionado mi vitalidad sexual. Era simplemente como el sol y la lluvia. De repente, mi libido cayó precipitadamente. Las erecciones se convirtieron en un problema. El equivalente masculino de la histeria (*testeria*) me acompañaba a diario. (*Híster* tiene su raíz en la palabra que significa "vientre", por lo tanto, la *histerectomía* es la eliminación del útero y la histeria es un útero excesivamente excitado).Empecé entonces a investigar lo que me estaba pasando. Pronto descubrí algo que algunos investigadores y médicos estaban llamando andropausia. (Muchos otros médicos, por supuesto, insisten en que tal cosa no existe, a pesar de que la experiencia de muchos de sus pacientes muestra lo contrario. Inevitablemente, esto me lleva a una serie de preguntas obvias acerca de esos médicos, pero no las voy a compartir aquí). Las investigaciones indican que durante el paso a la mediana edad, en la mayoría de los hombres el nivel de testosterona *libre* (no vinculada) comienza a declinar. Numerosos médicos tratan esa insuficiencia mediante la prescripción de testosterona farmacéutica, lo que, de hecho, eleva los niveles de testosterona y reduce significativamente los problemas asociados con su declive. Fue en ese momento que surgió la pregunta obvia. "¿Hay plantas que contienen testosterona?"

Aunque parezca asombroso, nadie en el mundo de la medicina natural se había hecho esa pregunta (aparentemente) hasta ese momento. Lo cierto es que nadie había escrito nada al respecto. Ni tampoco nadie parecía conocer ninguna planta que incrementara los niveles de testosterona como lo hacían los productos farmacéuticos. *Todos,* por supuesto, habían escrito hasta la saciedad sobre el ginseng como una hierba importante para los hombres. El ginseng contiene algunos compuestos androgénicos y *puede ayudar* durante la andropausia, pero no es apropiado para el reemplazo de la testosterona. Es más una hierba tónica que de reemplazo hormonal para el hombre. Para lo que yo quería lograr, necesitaba algo que tuviera testosterona en sí, y lo suficiente como para lograr el reemplazo hormonal. Y así comenzó la búsqueda.

Resultó que realmente hay muchas plantas que contienen testosterona, químicamente idéntica a la de nuestros cuerpos. La razón (obvia) es que estos compuestos están diseminados por la naturaleza como reguladores hormonales para *todos* los organismos de dos géneros, incluidas las plantas. (Es la razón por la que muchas plantas contienen compuestos estrogénicos. Solo que nunca a ninguno de nosotros se nos ocurrió preguntar cuál era la razón). Estos compuestos hormonales son anteriores a la aparición de nuestras especies hace millones de años. Sí, la testosterona se encuentra en las plantas, solo es que, por razones que no puedo entender, en el mundo de los que estudian las hierbas jamás se pensó en ello.

Luego resultó que había una planta (sin duda hay otras) cargada de testosterona. De hecho, en comparación con los niveles naturales de nuestro cuerpo, contiene grandes cantidades de esa hormona. (También tiene una serie de otros potentes compuestos androgénicos, idénticos a los de nuestro cuerpo). Esa planta es el pino, especialmente su polen.

A pesar del hecho de que el polen del pino se ha utilizado en Asia (principalmente en Corea, China y Japón) durante miles de años y a pesar de los grandes deseos de muchos herbolarios estadounidenses de usar medicinas tradicionales chinas, nunca nadie (al parecer) pensó traer esa planta a nuestro continente. Me resultó algo difícil encontrar un poco para mí, pero estaba tan empeñado que lo consegui. Una vez que lo obtuve, preparé una tintura y empecé a usarla como medicamento. Al cabo de unos días, mis síntomas de andropausia comenzaron a disminuir y finalmente desaparecieron.

Soy escritor (una obsesión que tengo desde la infancia), por lo que comencé a trabajar en un libro sobre la testosterona natural y la salud del hombre. Al final se tituló (mal titulado por el editor) *Vital Man* [*Hombre vital*] (Avery, 2003) y, a diferencia de mis otros libros, de inmediato se dejó de imprimir. Como hago siempre, antes de sugerir una hierba en mis escritos, intento encontrar a alguien que pueda proporcionarla. Unos buenos amigos en el estado de Nueva York, Kate Gilday y Don Babineau, que tenían un pequeño negocio de hierbas (Woodland Essence), aceptaron recoger el polen de sus árboles y convertirlo en una tintura para venderla al público. (También en una época comenzaron a cultivar el lirio de David, pero resultó ser demasiado difícil para ese clima).

Lamentablemente, debido a la desaparición rápida del libro, solo unas pocas personas lograron leerlo, incluidos —afortunadamente— algunos médicos bien informados. La tintura que Kate y Don produjeron era realmente muy buena y se vendió moderadamente bien, pero solo a cuentagotas. La tintura de polen del pino, como concepto para aumentar la testosterona, seguía siendo un tipo de fito-purgatorio. En 2007, Healing Arts Press accedió a reimprimir los primeros cinco capítulos de *Hombre vital* bajo el título *La dieta de la testosterona natural*. Por alguna razón desconocida, cuando salió el libro, el polen del pino se hizo popular. Los seguidores de los alimentos crudos lo descubrieron y personalidades como Daniel Vitalis comenzaron a promover sus virtudes. De repente todo el mundo parecía estar interesado. En un corto período de tiempo se cargó un gran número de videos en YouTube que mostraban cómo cosechar y preparar el polen del pino. Y de repente allí estábamos, con el polen del pino formando parte de la farmacopea americana de la medicina herbaria. Por fin.

Durante la última década, he escuchado de cientos de hombres (y sus esposas) que han utilizado el polen del pino para problemas de andropausia, como la disminución de la libido y la disfunción eréctil. Todos han reportado lo bien que les funciona. Funciona, en mi opinión, tan bien o mejor que la testosterona farmacéutica. Es importante destacar que no posee los mismos efectos secundarios que la testosterona farmacéutica (algo que también se trata un poco en este libro). Para ser justos, sin embargo, a pesar de mis continuas advertencias de que la hierba *no es* para los fisicoculturistas o los veinteañeros, un número de fisicoculturistas ha insistido en utilizar la tintura en grandes cantidades (una onza, varias veces al día) en su obsesión de convertirse en una versión moderna de Hércules. Comenzaron a reportar en Internet contracción testicular, uno de los efectos secundarios de la testosterona farmacéutica. Así que sí funciona; y no, *no es* para los fisicoculturistas o para los hombres jóvenes; y no, no debe tomarse en dosis de una onza a la vez.

Usted notará que menciono en este libro otra hierba que contiene testosterona, el lirio de David. Es una planta mucho más difícil de cultivar y preparar para su uso, y todavía no está disponible. A pesar de mis esperanzas de que los herbarios más jóvenes expandieran el estudio de hierbas que contienen testosterona, esto no ha sucedido. (Tal vez *usted* sea quien lo haga.) Sin embargo, el polen del pino es enormemente abundante. Los pinos producen toneladas de polen (literalmente) cada año.

Y sí, antes de que pregunte, yo lo tomo todos los días desde el año 2002. Al entrar en las primeras etapas de la vejez me di cuenta de que mis niveles de testosterona libre caían cada vez más, lo que exigía un aumento de la dosis. Incluso en este momento de mi vida me funciona bien, manteniendo altos los niveles de testosterona y mi vitalidad sexual. (Solo la tintura funciona para este propósito, por razones que presento en el libro.) Estoy bastante seguro de que, si usted padece de niveles bajos de testosterona, le ayudará, también. Sin embargo, no tiene que gritar mientras hace el amor (como me contó recientemente una pareja), "¡Gracias, Stephen Buhner. Gracias!". Simplemente y en silencio, siga viviendo su vida con los niveles de testosterona altos.

CÓMO USAR ESTE LIBRO

Este libro está destinado a ayudar a los hombres con niveles bajos de andrógenos, y con los problemas físicos y emocionales que dichos niveles conllevan. También se pretende presentar a un público más amplio la idea de los fitoandrógenos; es decir, plantas que contienen hormonas masculinas. Aunque los estudios sobre los fitoestrógenos —plantas con hormonas femeninas— están bastante avanzados y son ampliamente conocidos, el concepto de los fitoandrógenos no lo es.

En general, el material de este libro va dirigido a hombres mayores de 40 años. Pocos hombres menores de esa edad necesitan terapia de reemplazo hormonal. Cuando los hombres llegan a la mitad de sus vidas —un cambio que es igual al que experimentan las mujeres en la menopausia— el proceso es a menudo difícil. La dificultad proviene de dos fuentes. La primera es la falta en nuestra cultura del reconocimiento y apoyo durante este cambio en la masculinidad. El segundo es la cantidad de productos químicos presentes en el medio ambiente que perturban el proceso endocrino; es decir, que afectan, a menudo de manera significativa, el equilibrio hormonal en el cuerpo del hombre.

El uso de plantas como alimentos y medicinas puede a menudo aliviar muchos de los problemas que experimentan los hombres durante los cambios a mediados de sus vidas. Algunas de estas plantas contienen testosterona, molecularmente idéntica a la producida por nuestros cuerpos. Muchas poseen andrógenos o compuestos análogos, mientras que otras actúan a través de mecanismos específicos para mantener altos los niveles de testosterona.

Con el fin de facilitar el acceso a la información, las plantas, suplementos y protocolos alimentarios generalmente se describen en cada sección del libro en un recuadro al comienzo del capítulo. Usted puede usar uno o todos esos protocolos para mejorar sus niveles de testosterona. Al igual que con todos los protocolos destinados a alterar estados físicos, debe prestar mucha atención a su propio cuerpo y determinar exactamente cuáles funcionan mejor para usted. A fin de cuentas, usted se conoce a sí mismo mejor que nadie. Sabrá si estos productos naturales le funcionan, qué dosis son las mejores y por cuánto tiempo debe consumirlos. Lo que ofrezco aquí son solo directrices, el inicio de un diálogo sobre los medios más naturales para ayudar a los hombres durante este cambio. Tengo la esperanza de que los hombres lleguen así a explorar la etapa cambiante a mediados de sus vidas, que reconozcan la importancia y el proceso mientras se produce ese cambio, y que cada generación de hombres con el tiempo obtenga apoyo en esta transición hacia un nuevo tipo de masculinidad.

La información y las plantas en este libro me han ayudado mucho y tengo la esperanza de que le ayuden a usted también.

"Illegitimi non carborundum"

1 LA IMPORTANCIA DEL SOPORTE HORMONAL POR VÍAS NATURALES EN LOS HOMBRES

Todos tenemos dos vidas: la vida con que aprendemos
y la vida con que después vivimos.

GLENN CLOSE, EN *EL MEJOR*

Una de las historias más divertidas sobre la investigación científica se refiere a un programa que duró un año y costó cien mil dólares para determinar por qué los niños se caen de sus triciclos. Después de varios estudios bien diseñados donde se recopilaron y analizaron datos, los altamente calificados investigadores concluyeron que los niños se caen de sus triciclos porque pierden el equilibrio.

Recuerdo esta historia a menudo cuando leo varios pronunciamientos de los médicos, y aun más cuando leo que no existe la andropausia (la menopausia masculina). En esencia, dicen que como ningún estudio la ha hallado, no existe. Los comentarios de millones de hombres que simplemente no se sienten como antes y que alegan que algo anda mal se interpretan como problemas sicológicos, como si nuestras mentes estuviesen jugándonos una mala pasada. Este mismo tipo de negación también ocurrió cuando se hablaba de temas reproductivos de la mujer tales como la menstruación, el embarazo y la menopausia. En respuesta, las mujeres han impulsado la investigación y la exploración de los cambios que se producen en esos procesos y, sobre todo, los que ocurren durante su paso a la menopausia. Los hombres están retrasados en la exploración en este territorio porque los cambios que experimentamos son igualmente profundos y alteran nuestras vidas tanto como los que sufren las mujeres. Si bien es cierto que los hombres en edades avanzadas todavía pueden procrear y las mujeres no, hay alteraciones significativas en la química hormonal de los hombres a medida que envejecen, al igual que en las mujeres.

Todos experimentamos cambios repentinos en la química corporal durante las principales etapas de nuestras vidas: el nacimiento, la adolescencia, la madurez, la vejez y la muerte. La mayoría de nosotros puede recordar el paso a la adolescencia. Nuestros cuerpos cambiaron radicalmente, y nos prepararon para la reproducción y la independencia. Al mismo tiempo, nuestras mentes y espíritus cambiaban significativamente, y nos preparaban para la vida como adultos, para el amor y una familia propia, para la profesión, y para destinos individuales y únicos.

Esos cambios tuvieron enormes efectos físicos y emocionales a medida que avanzábamos en la adolescencia. La forma de nuestros cuerpos cambió, nuestra piel se transformó, comenzó a crecer pelo donde antes no había y nuestra voz se hizo más fuerte. En resumen, toda nuestra apariencia varió. Y, del mismo modo significativo, el mundo vio cómo cambiábamos. Tuvimos que acostumbrarnos a una nueva "imagen", a una nueva "cara". La persona que veíamos cuando nos miramos en el espejo, la que veía nuestra familia y la que veía la gente, había cambiado. El muchacho que antes vivía en nosotros desapareció y alguien nuevo comenzaba a ocupar su lugar. Al mismo tiempo, un proceso similar se producía en nuestras mentes y espíritus. Se abrían nuevas opciones para la vida y el mundo del sexo se presentaba ante nosotros, con vastos horizontes de opciones reproductivas y atractivos cuerpos en variantes infinitas. Aprendíamos nuevos estilos de interacción y averiguábamos hacia dónde queríamos ir, lo que queríamos hacer y quiénes queríamos ser en la edad adulta. Una cierta fuerza de la personalidad, un ser mayor, comenzaba a apoderarse de nosotros y tomaba forma.

Esa nueva forma del ser —los procesos físicos, emocionales y espirituales de un adolescente y joven adulto que se impusieron a medida que salíamos de la niñez— tuvieron un tiempo de vida, un cierto curso, un período de crecimiento, desarrollo, madurez y luego senectud o fin. Un proceso de transición, similar en muchos aspectos a la adolescencia, se produce de nuevo cuando entramos en la mitad de la vida. Nos miramos en el espejo y observamos que alguien nuevo está tomando el lugar de ese joven. Entonces, un día coqueteamos un poco con una mujer joven, de la misma forma que lo habíamos hecho desde nuestros cambios en la adolescencia, y en lugar de la respuesta habitual a la que estábamos acostumbrados a lo largo de tantos años de interacción social, la respuesta que obtenemos es diferente. Sus ojos responden con un "pudieras ser mi padre". En ese momento, los cambios que habían comenzado a producirse nos alcanzan. Queramos o no, hemos entrado en la edad madura.

Todos los días, esta nueva verdad se refleja en nosotros. Nos miramos en los ojos de las mujeres atractivas y el reflejo que vemos es raro, distorsionado y de una edad madura. Un cierto choque nos recorre el cuerpo y comenzamos a lidiar con nuestro propio proceso de envejecimiento y con el final de un período joven e importante de la vida masculina. Como sucede en la adolescencia, hay componentes emocionales y espirituales que también son aspectos esenciales para este cambio. Empezamos a examinar nuestras vidas, a ver lo que hemos hecho y no hemos hecho, a resumir y hacer balance. Nuestra función como hombre empieza a cambiar. Ahora no tiene tanto que ver con la reproducción, sino con algo más, algo que nuestra sociedad no tiene muy claro, por lo que es más difícil de identificar, más difícil de entender. Esta falta de claridad cultural, como tantos de nosotros conocemos, hace que este cambio en la mediana edad sea más difícil de resolver. Al mismo tiempo, nos damos cuenta de que nuestro cuerpo *es* más viejo. El impacto de veinte o treinta años de vida desenfrenada, reproducción, de criar hijos, aprender nuestros oficios y, sobrevivir nuestros errores, nos ha pasado la cuenta. Hay partes de nuestros cuerpos que ya no funcionan tan bien como antes. Al igual que durante la adolescencia, nuestros cuerpos están preparados para algo más, alguna otra función, una función que nuestra sociedad no tiene muy clara. Y es así que pugnamos con ella durante este cambio de la mediana edad.

Estados Unidos es un país joven. En muchos sentidos, nuestra cultura sigue siendo como la de un adolescente y, como tal, tiene que ver con las cosas de los adolescentes: el sexo y la reproducción, la protección del territorio, ganar dinero, hacer valer la independencia, la libertad de hacer y decir lo que queremos, y ser superiores. Todas esas cosas son parte integral de la adolescencia y la juventud. Sin embargo, durante la madurez comienza a ocurrir algo más. Debido a que nuestra cultura tiene poco claro qué es lo que sucede, cada uno de nosotros lucha tal vez más de lo que debiéramos con lo que nos está pasando y las nuevas tareas que tenemos por delante. Muchos de nosotros comenzamos a darnos cuenta de que, aunque es cierto que no ser el jefe de la manada no cambia las cosas, cuando eres el jefe de la manada, lo perros que te siguen te consideran como tal. Empezamos a ver que hay algo más que los instintos adolescentes que hemos conocido durante tanto tiempo.

Históricamente, muchas culturas han entendido esta transición mucho mejor que nosotros. La edad madura fue reconocida por su importancia, al igual que las tareas que debía enfrentar el hombre en esa etapa de la vida. El analista junguiano James Hillman es uno de los pocos escritores que trata de entender el territorio de la edad mediana y la avanzada, así como su importancia. En su libro *La fuerza de carácter y la larga vida,* hace una conclusión profundamente perspicaz cuando señala:

> La transición [a la edad madura] es ante todo psicológica y para
> mí significa esto: no somos nosotros los que nos vamos, sino un
> conjunto de actitudes e interpretaciones en relación con el cuerpo
> y la mente que han dejado de ser útiles y vigentes. Estamos siendo
> forzados a dejarlas atrás. Ya no se pueden sostener, no porque
> seamos viejos, sino porque *ellas* son viejas.[1]

La madurez y la vejez no son simplemente el desgaste del cuerpo, sino también el paso hacia nuevos territorios personales, hacia nuevas tareas como seres humanos. Como dijera Hillman, "El envejecimiento no es un accidente. Es necesario a la condición humana, preparado por el alma". Emocionalmente, estamos, de hecho, llegando a un acuerdo con nuestra juventud, reconsiderándola. Los sueños de la adolescencia sobre quiénes seríamos se han sacado del armario, desempolvado y examinado. Los comparamos con lo que hemos hecho en realidad. Entonces examinamos lo que somos y lo que queremos ser ahora. Es normal estar menos interesados en la acumulación de poder, la reproducción o el dinero, y más interesados en el respeto de nuestros colegas, la intimidad y el desarrollo de un nuevo y abundante conocimiento del mundo. Por lo general, a medida que envejecen, los hombres se interesan más en el aprendizaje, en los viajes y en ayudar a las generaciones más jóvenes con sus problemas de la juventud. Vemos a nuestros hijos llegar a la edad adulta y a nuestros padres partir. Nos fijamos en lo que somos y descubrimos cosas importantes que aún debemos lograr. A menudo dejamos una carrera y empezamos otra, muchas veces más enfocada en valores estéticos más profundos.

Después de esta transición, los hombres nos mantenemos vitales, fuertes y poseedores de nuevos conocimientos, habilidades y potencia. Sin embargo, *somos diferentes*. Ha surgido una nueva forma de hombre. De hecho, surge un singular estado del yo, tan característico como el de los dos años de edad, el de los cuatro años o el de la adolescencia. Al igual que esos otros estados del yo cruciales para el desarrollo, este también se codifica biológicamente para que surja en un momento determinado, por una razón específica.

La falta de comprensión en nuestra cultura de la importancia de esta nueva etapa de desarrollo de la personalidad, de lo que significa, para qué sirve y cómo adentrarse en ella con gracia, hace más difícil la transición. Entramos en nuevos territorios personales que debemos encontrar, explorar y con los que debemos experimentar para comprenderlos plenamente y para que esta nueva forma del ser se integre en un todo. Por necesidad, hay que lamentar la pérdida de ese yo anterior, el joven con el que hemos vivido durante tantos años. Con el tiempo, si nos hemos adentrado completamente en ese territorio y lo hemos descubierto en su totalidad, entonces su forma, su terreno, comienza a tener sentido. Empezamos a conocer quiénes somos ahora y lo que se supone que debamos hacer. Es una gran celebración, y es aquí cuando muchos llegamos a conocernos y a conocer nuestros propósitos mejor que nunca antes.

Todo esto lleva trabajo. Se necesita tiempo y, si tenemos suerte, podemos alejarnos del trabajo, la familia y las responsabilidades que hemos tenido todos esos años de nuestras vidas. Podemos usar ese tiempo para viajar a nuestro interior y trabajar pausadamente.

Esto es bastante difícil de por sí, pero hay otro factor que lo hace aun más arduo, un factor que interfiere con la transición exitosa a una edad mediana sana y vital: la propagación por todo el ecosistema de productos químicos que imitan las acciones de los estrógenos (hormonas femeninas). La marcada presencia histórica de esas sustancias químicas en nuestro ecosistema y en nuestro cuerpo no es exagerada. Su consumo diario, en las comidas y el agua, altera el equilibrio hormonal de nuestro cuerpo y, durante el cambio hacia la mediana edad, exacerba los cambios normales que biológicamente se supone que realice el cuerpo. Con bastante frecuencia, esto no solo produce la pérdida de energía y libido, sino también padecimientos que afectan a los hombres después en sus vidas: infertilidad, impotencia, enfermedades cardíacas, etc.

Durante nuestra transición hacia la madurez, la química de nuestro cuerpo comienza a cambiar. Los niveles de testosterona y otros andrógenos (hormonas masculinas) comienzan a variar de manera significativa. Nuestros cuerpos se ensanchan, nuestras orejas se hacen más grandes y largas, comienza a aparecer pelo en lugares inusuales (y a desaparecer en otros). Son cambios normales que, junto a muchos otros, forman parte de nuestro paso a otra clase de masculinidad. Pero algo está interfiriendo con ese cambio natural del cuerpo. Los investigadores que estudian el sistema endocrino se han dado cuenta de que contaminantes ambientales y sustancias estrógenas entran en nuestros cuerpos en enormes cantidades. Cuando lo hacen, desplazan el equilibrio de la testosterona (y otros andrógenos) hacia el lado de los estrógenos. Al igual que las mujeres, tenemos estrógenos en nuestros cuerpos (como ellas tienen testosterona). Simplemente no tenemos las mismas cantidades, sino que tenemos mucha más testosterona que ellas. Lo más importante es la relación entre andrógenos y estrógenos. Cualquier cosa que altere el equilibrio cambia lo que somos y lo que seremos. No somos química en sí, pero sin duda nos vemos afectados por ella. El poder de nuestra química androgénica para convertirnos en lo que somos comienza desde que estamos en el útero.

2 ANDROPAUSIA
Las hormonas y el cuerpo del hombre

*A pesar de que se acusa a los hombres de no conocer
sus propias flaquezas, pocos quizás conozcan sus
propias virtudes. En los hombres, como en la tierra,
a veces se encuentra una veta de oro cuya existencia
desconocía el propio dueño.*

JONATHAN SWIFT

Existen esencialmente cuatro tipos de hormonas en nuestro cuerpo, que se diferencian según el tipo de molécula que los integra. Las hormonas sexuales como la testosterona se construyen en torno a un tipo específico de molécula, un esterol, de donde proviene la palabra esteroide. Usted está familiarizado con el nombre de un esterol particular, que se utiliza para las hormonas sexuales: el colesterol. De hecho, del colesterol es de donde salen todas las hormonas esteroides.

La adrenalina es otro tipo de hormona que sirve como fuente de energía durante la respuesta a una situación de gran tensión. Se crea a partir de un aminoácido llamado tirosina (como también lo es la tiroxina, la hormona de la tiroides) en la glándula suprarrenal. La insulina, otra hormona que es muy importante en la capacidad del cuerpo para utilizar la glucosa (un tipo de azúcar) de manera eficaz, se produce en el páncreas usando proteínas complejas. Otras se forman a partir de aminoácidos de cadena corta llamados péptidos.

Las hormonas regulan gran parte del funcionamiento de nuestro cuerpo. A través de complejos círculos de biorretroalimentación, nuestros cuerpos determinan exactamente cuáles son sus necesidades en un momento dado, y producen o liberan hormonas para cambiar su funcionamiento en la dirección deseada. Un ejemplo de este tipo de biorretroalimentación generalizada es que no existe un termostato central en nuestro cuerpo para mantenerlo a una temperatura específica. A pesar de la famosa marca en rojo de 37°C en tantos termómetros, la temperatura del cuerpo está siempre en constante cambio. Los diversos sistemas corporales comparan sus anotaciones, por así decirlo, y, de alguna manera que no comprenden los científicos, juntos llegan a una conclusión acerca de cómo debe cambiar la temperatura, y entonces la cambian. Somos más bien una colección de partes cooperantes, cada una con su propia inteligencia innata, no un sistema mecánico, y el cerebro actúa como supervisor inteligente. Nuestros niveles hormonales también están en constante flujo. Nuestros cuerpos producen y liberan hormonas en la medida en que las necesitamos para estar saludables y vitales. Parte de este proceso incluye la producción y liberación de las hormonas sexuales. A mediados de la vida, la cantidad de testosterona en los hombres se desplaza de forma natural, al igual que el equilibrio entre andrógenos y estrógenos. Es el movimiento hacia niveles excesivos de estrógeno y la gran disminución de testosterona lo que causa gran parte de los problemas que enfrentan los hombres mientras envejecen.

LAS HORMONAS SEXUALES

Las hormonas sexuales de las mujeres se conocen como estrógenos. Las principales son: estradiol, estrona, estriol y la 16-alfa-hidroxiestrona. El estradiol es la más extendida y de efectos más fuertes, al igual que la testosterona en los hombres. La progesterona, que generalmente no se considera como un estrógeno, es otra hormona esteroide femenina que la mayoría de las personas conoce.

Las hormonas sexuales de los hombres se conocen como andrógenos.

Las más importantes son la testosterona, la androstenediona (andro), el androstenodiol, la dihidrotestosterona (DHT), la dehidroepiandrosterona (DHEA) y el sulfato de dehidroepiandrosterona (DHEAS), esta última una forma un poco más compleja de la DHEA.

El precursor de todas estas hormonas es el colesterol, que es convertido, en secuencia, en las hormonas esteroides pregnenolona y 17-alfa-hidroxipregnenolona. En esencia, la pregnenolona es la principal hormona esteroide que se convierte, o metaboliza, en todas las otras hormonas esteroides en las mujeres y los hombres. Por esta algunas se refieren a ella como una prohormona y otros como el esteroide "madre", lo que supongo que haría del colesterol la "abuela". Todas las mujeres tienen algunos andrógenos, todos los hombres tienen algunos estrógenos. Cada uno es importante para el funcionamiento saludable de nuestro cuerpo.

En las mujeres, los estrógenos se producen en los ovarios, las glándulas suprarrenales (que se ubican en la parte superior de los riñones) y en el cerebro. Cada vez más, las investigaciones revelan que tanto andrógenos como estrógenos también actúan como potentes neurohormonas que afectan en gran medida la actividad del sistema nervioso central, razón por la cual ambos se producen en el cerebro y el sistema nervioso central.

En los hombres, los andrógenos se producen en los testículos, las glándulas suprarrenales, el cerebro, y las células y los tejidos periféricos; es decir, cualquier tejido muscular o cualquier otra célula u órgano en el cuerpo que necesite andrógenos para una función particular en un momento específico. Alrededor del 95 por ciento de la testosterona se produce en los testículos, la mayor parte restante en las glándulas suprarrenales, y una pequeña cantidad se forma en las células y los tejidos periféricos. Otros andrógenos (como la DHEA y DHEAS) se producen en el cerebro a partir de precursores o pro-hormonas como la pregnenolona. Hasta donde se conoce, las dos hormonas sexuales que parecen ser las más importantes son el estradiol en las mujeres y la testosterona en los hombres.

Todo el mundo sabe que la testosterona hace que un hombre sea un hombre. Su presencia en nuestros cuerpos literalmente nos hace hombres. La testosterona alcanza su punto máximo tres veces en nuestras vidas. Durante el segundo trimestre del desarrollo del feto los niveles sanguíneos de testosterona aumentan de casi cero a aproximadamente 4,0 nanogramos por mililitro (ng/ml). (Un nanogramo es la mil millonésima parte de un gramo, y un mililitro es 0,034 de una onza.) Esta cantidad es tremendamente pequeña, sin embargo, hace que el feto se desarrolle como hombre. A continuación, tras el nacimiento, la testosterona comienza a subir de nuevo, alcanza un punto máximo alrededor de los seis meses de edad con 2,5 ng/ml, y de nuevo cae lentamente a casi cero al año de edad. Parte del propósito de este aumento de la testosterona después del nacimiento es iniciar la formación de la próstata. Aun así, esa glándula sigue siendo pequeña, con un peso de solo 1 a 2 gramos. El aumento final en la testosterona comienza entre las edades de diez y once años y sube lentamente hasta aproximadamente 5,0 ng/ml a la edad de dieciocho años. A continuación se mantiene relativamente constante hasta alrededor de los cuarenta y cinco años, cuando decrece muy lentamente por el resto de la vida. Durante la última subida de la testosterona en la adolescencia, el pene, el escroto y la próstata aumentan su tamaño, la voz se hace más profunda, el vello facial y corporal empieza a crecer, comienza la producción de esperma, los huesos crecen más y el cuerpo adquiere rápidamente un tamaño mucho más grande.

Debido a que los niveles de testosterona que los médicos generalmente analizan (a diferencia de la testosterona libre, a la que me referiré más adelante) se mantienen más o menos iguales después de los cuarenta y cinco años, porque los hombres todavía pueden engendrar hijos después de esa edad y porque no hay un repentino cambio en las funciones del cuerpo similar al de las mujeres durante el cese de la menstruación, muchos médicos e investigadores han insistido en que la menopausia masculina no existe y que, a pesar de que muchos hombres la experimentan, es un asunto mental. Sin embargo, otros investigadores que no aceptan este punto de vista han descubierto dos cosas interesantes. La primera es que, si bien los niveles generales de testosterona total se mantienen relativamente constantes, los niveles de testosterona libre cambian considerablemente. La segunda es que la relación andrógeno/estrógeno cambia significativamente.

Entre el 70 y el 80 por ciento de la testosterona en el cuerpo masculino está vinculada a una proteína-globulina fijadora de hormonas sexuales (SHBG, en inglés). Aproximadamente el otro 20 por ciento se vincula a una proteína-albúmina diferente. La testosterona vinculada se agota. Solo la testosterona libre, que constituye entre el 1 y el 3 por ciento del nivel total de testosterona en el cuerpo, está activa y del todo disponible biológicamente en los receptores de las células de destino de la testosterona. A medida que envejecemos, las cantidades de estos tipos de testosterona se alteran considerablemente, lo que contribuye a los cambios que experimentan los hombres de mediana edad. La testosterona vinculada SHBG aumenta casi un 80 por ciento a los noventa años de edad. A los cien años, la testosterona libre por lo general desaparece por completo. El Estudio sobre el envejecimiento masculino en Massachusetts, realizado por el Instituto de Investigación de Nueva Inglaterra en Watertown, halló que por lo general la cantidad de testosterona libre disminuye en los hombres sanos un promedio anual de 1,2 por ciento entre las edades de treinta y nueve y setenta años.[1] Durante este mismo período, la testosterona vinculada a la albúmina declina alrededor del 1,0 por ciento al año, mientras que la testosterona vinculada a la SHBG y los niveles corporales de SHBG aumentan un 1,2 por ciento al año. Sin embargo, la testosterona vinculada es solo una parte de esta historia. Durante el mismo período de tiempo, la cantidad de testosterona que se convierte en otras sustancias también aumenta.

La testosterona en sí misma no es un producto final. Se convierte en otras sustancias que el cuerpo necesita. Por ejemplo, una enzima llamada aromatasa convierte la testosterona en el estrógeno estradiol y otra enzima, la 5-alfa-reductasa, convierte la testosterona en DHT, que muchos consideran la sustancia androgénica más potente de todas (y la hormona que realmente hace lo que la testosterona debe hacer). La DHT es un potente andrógeno, mientras que el estradiol es un potente estrógeno. En muchos aspectos, el estradiol puede considerarse lo que hace que las mujeres sean mujeres. Por lo tanto, la sustancia en que se convierte la testosterona (DHT o estradiol) tiene un tremendo impacto en la salud del hombre y su bienestar.

En pequeñas cantidades, el estradiol en los hombres es crucial para mantener la salud y el crecimiento de los filamentos neurales que interconectan las células del cerebro. El estradiol es también decisivo en la creación y el mantenimiento de la acetilcolina, un neurotransmisor esencial en el cerebro. El estradiol y otros estrógenos en el cuerpo del hombre también mantienen un funcionamiento sexual sano, el flujo sanguíneo arterial y una piel saludable, entre otros beneficios. Naturalmente, durante el paso a la mediana edad, el cuerpo del hombre comienza a tener un poco más de estradiol que cuando era más joven. Esto contribuye a algunos de los cambios que experimentamos. Pero, si mucha testosterona se convierte en estradiol, el equilibrio andrógeno/estrógeno se altera de manera significativa, lo que puede tener un tremendo impacto en cómo nos sentimos como hombres y también afectar nuestra salud.

Con el tiempo, la pérdida cada vez mayor de testosterona libre altera significativamente nuestros cuerpos y nuestra forma de vernos a nosotros mismos. (Recuerde: somos hombres simplemente por la exposición a pequeñas cantidades de nanogramos de testosterona mientras estábamos en el útero). Al mismo tiempo, estamos experimentando *más* hormonas estrogénicas que, en los mismos diminutos niveles de nanogramos, hacen que las mujeres sean mujeres. No es de extrañar el gran cambio que tantos hombres sienten al entrar en la cuarta y quinta décadas de vida.

Esta modificación en los niveles de testosterona libre y el cambio de la relación andrógeno/estrógeno en su conjunto es lo que indica nuestro paso a la mediana edad. El cambio hormonal a medida que avanzamos hacia nuevas etapas de la vida es algo que nuestros cuerpos realizan naturalmente, como cuando siendo bebés en el útero, liberamos las sustancias químicas que iniciaron las contracciones en nuestra madre para que pudiéramos nacer. Estos cambios hormonales se producen en las diferentes edades en cada hombre y nadie puede predecir por qué, cómo o cuándo van a ocurrir de forma natural. Es una expresión de nuestro ser único: el historial genético, la química corporal, el medio ambiente, las creencias, las tensiones, los alimentos, las esperanzas, los sueños, las aspiraciones, las pérdidas, las penas, los amores y el destino. Es un fenómeno natural, no un *declive* inevitable, ni una enfermedad. Es simplemente cambiar a una nueva forma de ser, una nueva expresión de la masculinidad.

Por desgracia, es aquí donde los contaminantes ambientales se convierten en un problema. Sustancias industriales entran por millones de toneladas en el medio ambiente cada año y tienen un tremendo impacto en la salud sexual masculina. Esas sustancias están exacerbando el paso a la mediana edad que los hombres experimentan de forma natural. Los investigadores han descubierto que algunas de estas sustancias provocan que más testosterona se convierta en estradiol, otras realmente interfieren con la producción de testosterona, mientras que otras son potentes estrógenos que, a medida que entran en nuestros cuerpos, interrumpen seriamente el equilibrio andrógeno/estrógeno. Para muchos de nosotros, los niveles de andrógenos están afectados tan profundamente que la vitalidad sexual y la calidad de vida se reducen significativamente.

3 IMPACTOS DE LA CONTAMINACIÓN AMBIENTAL EN LA TESTOSTERONA

*No se trata de debatir si [el trastorno endocrino] ocurre
o no. Ocurre. Solo tenemos que decidir hasta qué
punto vamos a dejar que continúe sucediendo.*

LOUIS GUILLETTE

Existe evidencia significativa de que decenas de sustancias, por lo general productos químicos sintéticos que o bien son estrógenos o bien imitan estrógenos, están penetrando en el cuerpo del hombre y alterando significativamente la relación andrógeno/estrógeno, mucho más allá del rango normal al que los hombres han estado expuestos históricamente. Algunos de esos contaminantes ambientales también tienen la capacidad de adherirse a la testosterona libre e interferir con su creación, o con los niveles adecuados de esta en nuestros cuerpos. Este proceso está afectando a los hombres más jóvenes, a menudo a través de impactos estrogénicos en el útero antes de su nacimiento, así como a los hombres mayores. Algunos de los impactos son muy aleccionadores. Como resultado de estos estrógenos externos (o exógenos) Peter Montague, de *Rachel's Environment and Health Weekly* (ahora llamado *Rachel's Democracy and Health News*), observó:

Cada año son más los hombres en el mundo industrializado que tienen cáncer de testículos [y próstata], defectos congénitos que afectan el pene, disminuyen el conteo de espermatozoides, reducen la calidad del esperma y contraen los testículos.[1]

El grado de este cambio en los niveles de andrógenos masculinos es relativamente nuevo. Comenzó de una manera muy leve en Europa en 1516 con la aprobación de la Ley de la pureza de la cerveza en Alemania (véase la sección sobre el lúpulo en el capítulo 7), se extendió muy lentamente durante trescientos años y luego comenzó a escalar con el descubrimiento y la producción de químicos sintéticos industriales. Los investigadores han hallado que los cambios en los niveles de andrógenos masculinos y sus proporciones que ahora vemos provienen de cientos de sustancias químicas estrogénicas producidas sintéticamente (que imitan al estrógeno), así como de antagonistas de los andrógenos o antiandrógenos que desactivan directamente los andrógenos en el cuerpo. En los últimos sesenta años se ha producido una proliferación evolutivamente sin precedentes de este tipo de productos químicos sintéticos. Se estima que un tercio de los hombres estadounidenses, alrededor de treinta millones de nosotros, experimenta algún tipo de disfunción eréctil o impotencia. Sin embargo, los machos de cada especie, no solo los seres humanos, están pagando el precio de estos contaminantes estrogénicos.

Los efectos de los imitadores de estrógeno y los antagonistas de andrógeno en la salud del hombre

Durante los últimos cincuenta años, los científicos han registrado un cambio alarmante en la salud reproductiva de los hombres. El conteo de espermatozoides está disminuyendo significativamente en todo el mundo, el cáncer testicular ha crecido aproximadamente entre un 2 y un 4 por ciento al año en hombres menores de cincuenta años de edad, en los hombres jóvenes se ha producido un aumento general de la criptorquidia (testículos recogidos) y se observan aumentos generales de hipospadias (deformidades del pene).[2] Los incrementos en el cáncer testicular, por ejemplo, son casi exactamente paralelos al aumento histórico en la producción de productos químicos industriales sintéticos, agroquímicos y farmacéuticos. Entre 1880 y 1920 no hubo prácticamente ningún cambio en las tasas de cáncer testicular. A partir de 1920 comenzaron a subir de manera constante en proporción directa a la cantidad de productos químicos sintéticos que se estaban produciendo en todo el mundo.[3]

Contaminación con estrógenos

Este tipo de problemas reproductivos se están viendo en los machos de decenas de especies de todo el mundo: panteras, aves, peces, lagartos, ranas, murciélagos, tortugas y muchos más. Louis Guillette, un endocrinólogo reproductivo y profesor de zoología en la Universidad de la Florida, es un experto en el estudio de los alteradores endocrinos en el medio ambiente. Guillette ha pasado años estudiando los efectos de los alteradores endocrinos ambientales (sustancias químicas que interfieren con la actividad de las hormonas sexuales). Según él señala, su investigación sobre cocodrilos machos ha demostrado consistentemente que los niveles de andrógenos, las proporciones de andrógenos y los niveles de testosterona libre están todos significativamente alterados por contaminantes ambientales y lo han estado durante un buen tiempo. "En los hombres —escribe Guillette— esta anormalidad en la testosterona persiste, por lo que hay un cambio dramático en los niveles de testosterona circulante. La DHT también se altera y algunos machos tienen niveles elevados de estrógenos, por lo que hay machos feminizados".[4] Agrega que los niveles de los productos químicos necesarios para producir tales cambios son increíblemente pequeños. "No analizamos una fracción por billón del contaminante porque supusimos que era demasiado baja. Bueno, estábamos equivocados. Al final, desde la centésima parte de un billón hasta la décima por millón son ecológicamente relevantes...con estos niveles hay un cambio de sexo... [Y nuestra investigación] muestra que la dosis más alta no siempre produce la mayor respuesta. Eso ha sido un tema muy preocupante para muchas personas que tratan de hacer una evaluación del riesgo en toxicología".[5]

Los esteroides de calidad farmacéutica están muy generalizados en los ecosistemas mundiales. Están entrando en el suelo, el aire y el agua en millones de toneladas procedentes de la agricultura y el uso intensivo de farmacéuticos estrogénicos por las mujeres en todo el mundo. Las píldoras anticonceptivas y las terapias de reemplazo hormonal para la menopausia son fuentes especialmente generalizadas de contaminación estrogénica. El estrógeno sintético Premarin, por ejemplo, es el medicamento más ampliamente prescrito en Estados Unidos. Tales productos farmacéuticos son excretados por el cuerpo humano y entran al medio ambiente, en el que continúan activos como productos químicos esteroides. Los investigadores encuentran con regularidad estradiol sintético, el más potente de los estrógenos, y estrona —otro estrógeno— en las aguas procedentes de plantas de procesamiento de aguas residuales. Han encontrado concentraciones de estradiol en 14 partes por billón (ppb) y estrona en 400 ppb. Todos los peces machos que nadan en dichas concentraciones de contaminación de estrógeno presentan problemas reproductivos y muchos de ellos se han convertido en hembras. Los investigadores que comprueban la potencia de estos estrógenos encontraron que los cambios sexuales comienzan en los niveles increíblemente pequeños de 0,1 parte por cada mil millones de estradiol y 10 partes por cada mil millones de estrona.[6]

DDT y otros productos químicos

Otros productos químicos como el dicloro difenil tricloroetano (DDT), organoclorados, bifenilos policlorados (PCB) y sus metabolitos (las sustancias químicas en que se metabolizan) son imitadores muy activos del estrógeno y se encuentran con mucha frecuencia en los suelos, el agua y el aire de todo el planeta. Millones de toneladas de estos imitadores de estrógenos se utilizan como pesticidas en las granjas de todo el mundo. Especialmente impactantes son las enormes operaciones agroindustriales, que utilizan estos productos químicos en grandes cantidades para acelerar el crecimiento de los animales.

Aunque en Estados Unidos se cree que el DDT es algo del pasado, no es así. A pesar de que no se utiliza en Estados Unidos, todavía es común en otras partes del mundo. De hecho, en 1995 se utilizó más DDT que en cualquier otro momento de la historia.[7] Estados Unidos no es un país ecológicamente aislado y los productos químicos como el DDT circulan en la atmósfera y los océanos, por lo que todavía hay cantidades medibles de DDT en el suelo y el agua de Estados Unidos. El DDT es realmente un producto químico generalizado a nivel mundial. Estudios recientes han hallado con regularidad DDT en la sangre de animales silvestres de América del Norte en concentraciones promedio de 1 nanogramo por mililitro. Esto es aproximadamente 1 000 veces mayor que los niveles sanguíneos normales del estradiol libre (que imita al DDT) que debe encontrarse en los animales silvestres.[8] Y se ha encontrado que el dicloro difenil dicloroetileno (DDE), un subproducto de la descomposición del DDT, es un potente antagonista de andrógenos que interfiere fuertemente con el balance y los niveles de andrógenos en todas las especies masculinas que entran en contacto con él.[9] El pesticida común vinclozolina, utilizado en productos agrícolas tales como pepinos, uvas, lechugas, cebollas, pimientos, frambuesas, fresas y tomates, es también un potente antagonista de andrógenos. Se vende con los nombres comerciales Ronilan, Ornalin, Curalan y Voralan, o mezclado en productos como Hitrun, Kinker, Ronilan M, Ronilan T Combi, Silbos y Fungo-50, ampliamente disponibles para uso agrícola y de jardinería. Se ha hallado que uno de sus subproductos de descomposición (un metabolito) es cien veces más potente que la vinclozolina como antagonista de andrógeno.[10] Algunos de los contaminantes ambientales, como el fungicida propiconazol, son tan fuertes que numerosos investigadores han comenzado a explorar el uso de sus químicos activos (derivados del imidazol) como anticonceptivos masculinos.[11] Los fungicidas de carbinol-pirimidina son tan potentes que pueden inhibir toda la producción de hormonas al bloquear completamente la síntesis de esteroles, incluyendo el colesterol, de donde salen todas las hormonas esteroides.[12]

Los ftalatos, que se utilizan ampliamente en la medicina para hacer que los plásticos sean flexibles, también se ha detectado que afectan significativamente los tejidos dependiente de andrógenos.[13] Health Care

Without Harm, una organización que intenta ayudar a minimizar los impactos negativos en la salud de los hospitales y la tecnología médica, señala que, aunque algunos ftalatos actúan como imitadores de estrógeno, otros son potentes antagonistas de los andrógenos. Un ftalato, DEHP (di-[2-etilhexil] ftalato), y su metabolito MEHP (mono- [2-etilhexil] ftalato), muestran una toxicidad significativa en los testículos, especialmente para las células de Sertoli que hay en ellos. Las células de Sertoli llevan los espermatozoides incipientes a la madurez, y la toxicidad química relacionada con los ftalatos trae como consecuencia la disminución en la producción de esperma. El simple uso de dispositivos médicos (como bolsas de plasma o tubos) que contienen DEHP puede dar lugar a caídas significativas en la calidad del esperma debido a que los ftalatos se filtran fácilmente del plástico alcuerpo.[14] Las dioxinas y los plásticos que contienen cloruro de polivinilo (PVC) producen similares impactos en la salud masculina.

Preocupaciones de los grupos medioambientales

El grupo ecologista Greenpeace ha mostrado preocupación por algunos productos químicos sintéticos que se sabe que trastornan las hormonas, incluidos los siguientes:

- Once pesticidas comunes y sus metabolitos
- PCB (aún presentes en el medio ambiente aunque ya no se producen)
- Las dioxinas y los furanos (subproductos de la producción de cloro y del plástico PVC clorado)
- El bisfenol A (un ingrediente utilizado en los empastes dentales y para recubrir el interior de las latas y de las botellas de leche reutilizables)
- Los ftalatos (utilizados para hacer plástico flexible en objetos tales como la cubierta de las chequeras, los tubos médicos o mordedores para bebés)
- Butilhidroxianisol (BHA), un aditivo en los alimentos.[15]

Cada vez más aparecen evidencias de que estas sustancias tienen un impacto directo en la salud reproductiva masculina. Como indican los autores del informe *Nuestro futuro robado,* "Varios estudios reportan que los hombres infértiles tienen mayores niveles de PCB y otros productos químicos sintéticos en la sangre o el semen, y un análisis halló una correlación entre la motilidad de los espermatozoides de un hombre y la concentración de [PCB] encontrado en el semen".[16]

Los grupos ecologistas no son los únicos preocupados. Organizaciones científicas y agencias medioambientales en todo el mundo han llegado a la conclusión inevitable de que la salud masculina de todas las especies de la Tierra está siendo afectada negativamente por estas sustancias químicas sintéticas.

Como solo un ejemplo, la Agencia Danesa de Protección del Medio Ambiente publicó un informe en 1995 titulado "Male Reproductive Health and Environmental Chemicals with Estrogenic Effects" ["Salud reproductiva masculina y los químicos medioambientales con efectos estrogénicos"]. El informe de 175 páginas identifica numerosos productos de consumo que contienen conocidos químicos bloqueadores de hormonas tales como "pesticidas, detergentes, cosméticos, pinturas y materiales de embalaje, incluidos envases de plástico y envoltorios de alimentos".[17] Diez clases de productos químicos que contienen cientos de diferentes tipos de productos se enumeran como preocupantes.

Según Peter Montague, el informe deja claro que "en contraposición [a las hormonas naturales], muchos productos químicos industriales que entran en el cuerpo no se descomponen fácilmente y circulan en la sangre durante largos períodos de tiempo, en algunos casos muchos años, imitando hormonas naturales".[18] Lo que es peor, estas sustancias hormonales activas pueden combinarse entre sí de formas aún desconocidas, son impredecibles y nunca han sido estudiadas.

Efectos de los contaminantes

El impacto de este tipo de productos químicos en nuestras vidas y en nuestro paso por las diferentes etapas de la vida como hombres no es exagerado. Es tremendamente importante reconocer que muchas de las dificultades que los hombres contemporáneos están experimentando en la mediana edad o incluso como adultos jóvenes son el resultado de la ingestión generalizada de cantidades en nanogramos de estas sustancias químicas. Los problemas de próstata, disfunción eréctil, esterilidad, motilidad del esperma, pérdida de energía y libido, e incluso aterosclerosis (obstrucción de las arterias con grasa), enfermedades del corazón y muchos problemas físicos más comunes, se pueden relacionar con la ruptura del equilibrio andrógeno/estrógeno y la caída de los niveles de testosterona libre en nuestros cuerpos. En 1920, los hombres en Estados Unidos tenían la misma esperanza de vida que las mujeres. A medida que un número creciente de sustancias similares a los estrógenos han entrado en el medio ambiente y en nuestros cuerpos, nuestra esperanza de vida ha descendido hasta tal punto que ahora vamos ocho años por detrás de las mujeres.

El problema generalizado de estos productos químicos se ve agravado por el cambio significativo en los alimentos que comemos. Durante millones de años de nuestra historia evolutiva, los seres humanos vivieron en los bosques y sabanas. Normalmente, comían varios cientos a varios miles de tipos de plantas cada año como parte de su dieta. Nuestros cuerpos humanos se acostumbraron a este tipo de alimentos durante un millón de años. Es lo que esperan y lo que necesitan. La mayoría de estas plantas contienen cientos y hasta miles de potentes sustancias químicas naturales que necesitamos para mantenernos saludables. Como promedio, las personas en los países industrializados ahora comen entre cinco y doce vegetales al año. La mayoría de ellos han sido modificados para satisfacer el paladar, lo que ha reducido o eliminado muchos de sus componentes químicos más potentes.

La combinación de estos acontecimientos históricos convergentes garantiza que los hombres no entremos en la edad madura con la salud vital con que lo hacíamos históricamente. Por eso es importante para muchos de nosotros que trabajemos activamente para restaurar nuestros niveles y proporciones naturales de andrógenos.

4 FITOANDRÓGENOS
Terapia natural de reemplazo hormonal para los hombres

Al caer del cielo, las plantas dijeron "En el alma viva
que penetremos, ese hombre no sufrirá ningún daño".

EL RIGVEDA

Si bien es cierto que para muchos de nosotros nuestro equilibrio hormonal ha sido perturbado y nuestros niveles de testosterona libre se han reducido, es posible revertir ese proceso agregando con regularidad a la dieta plantas con alto contenido de andrógenos, suplementos naturales de esteroides y vitaminas, así como alimentos estimulantes de andrógenos. Al incorporarlos como una parte regular de su dieta, durante dos semanas a un año, usted puede aumentar los niveles de testosterona libre y alterar positivamente la relación andrógeno/estrógeno. En el resto de este libro se mostrarán las plantas, suplementos y alimentos más importantes que se pueden utilizar para aumentar los niveles de testosterona y alterar el equilibrio de andrógenos/estrógenos hacia el lado de los andrógenos. En este capítulo veremos una clase única de plantas medicinales: los fitoandrógenos.

FITOANDRÓGENOS Y SALUD EN HOMBRES DE MEDIANA EDAD

El concepto de fitoandrógenos, es decir, plantas que contienen andrógenos o que estimulan la actividad androgénica en los hombres, es relativamente nuevo. Lo fitoestrógenos tienen una historia mucho más profunda, y la mayoría de los médicos y muchas personas tienen al menos una idea de su existencia. Los fitoandrógenos hacen lo mismo que los fitoestrógenos, excepto que lo hacen para los hombres y no suministran estrógenos, sino andrógenos. Los fitoandrógenos aumentan los niveles de testosterona libre y desplazan el equilibrio andrógeno/estrógeno más hacia el lado de los andrógenos.

Las plantas logran esto mediante el suministro directo de andrógenos como la testosterona, estimulando la producción de andrógenos en el cuerpo, o al interferir en la descomposición (o conversión) de los andrógenos en estrógenos o su unión a la SHBG (vea el capítulo 2) o albumina. El polen del pino es un ejemplo de una planta que suministra cantidades significativas de testosterona y otros andrógenos. El ginseng (asiático, tienchi, siberiano) y el tribulus son ejemplos de plantas que estimulan la producción de andrógenos en el cuerpo. La raíz de ortiga es un ejemplo de una planta que previene la conversión de testosterona en estrógenos y evita su unión a sustancias inertes en el cuerpo.

Las plantas que contienen testosterona son muy abundantes en el medio ambiente, pero se han investigado muy poco. Con suerte, en la medida en que el conocimiento de fitoandrógenos se haga más generalizado, las investigaciones aumentarán. Hay un gran número de plantas que contienen testosterona u otros andrógenos, pero nadie las ha buscado.

Las siguientes plantas constituyen algunos de los más poderosos fitoandrógenos conocidos hasta el momento. La que contiene la mayor cantidad de testosterona (y otros andrógenos) es, hasta el momento, el pino, especialmente su polen. Durante los últimos diez años, he experimentado muchos de sus beneficios y, por lo que he escuchado, igualmente lo ha hecho un gran número de hombres. El lirio de David también contiene cantidades sustanciales de testosterona, pero en este momento no está disponible comercialmente. Mi propia experiencia es que no es tan fuerte como el polen del pino, quizá debido a que debe ser cosechado en un período de tiempo muy corto, que es cuando alcanza el pico de producción de testosterona, algo que no siempre es posible.

Se incluye aquí con la esperanza de que la información estimule a los cultivadores comerciales a que lo pongan a disposición del público. Todas las otras plantas son fáciles de encontrar. Las fuentes para obtenerlas, excepto el lirio de David, se enumeran en la sección de recursos al final del libro.

El protocolo de combinación descrito aquí le ayudará de forma fiable a aumentar los niveles de testosterona, los niveles generales de energía y la sensación de bienestar general.

Procedimiento para aumentar la testosterona de forma natural

Tintura de polen del pino: $3/8$ cucharadita tres veces al día

Raíz de ortiga (urtica dioica): 1 200 mg al día

Tribulus: 500 mg tres veces al día

Ginseng panax: $1/4$ cucharadita al día

Ginseng tienchi: $1/3$ cucharadita tres veces al día

Eleutero: 1 cucharadita dos veces al día

Pino *(Pinus spp.)* y polen del pino *(Pollen pini)*

Familia: Pináceas

Nombre común: Pino. Existen especies específicas con nombres diferentes: pino escocés *(Pinus sylvestris)*, pino negro *(Pinus nigra)*, pino coreano *(Pinus koraiensis)*, pino de masson *(Pinus massonia)*, pino chino, conocido también como aceite de pino chino o pino rojo chino *(Pinus tabulaeformis)*.

Especies primarias usadas: Aunque todos los pólenes de pino contienen testosterona, las especies primarias de los árboles usados por su polen son el *P. sylvestris* y *P. nigra en Estados Unidos, P. koraiensis* en Corea y *P. massonia* y *P. tabulaeformis* en China. De todas formas, cualquiera de las especies funciona.

Partes que se usan: Todas las partes del pino se utilizan para la medicina: polen, corteza, semillas y agujas. El polen es la parte principal que se utiliza para aumentar la testosterona en el cuerpo y el equilibrio de la relación andrógeno/estrógeno porque tiene muy altas cantidades de testosterona. En menor medida, las semillas también se pueden usar para este propósito, con algunas advertencias (véase el capítulo 6). A pesar de que la corteza es excelente para muchas cosas, normalmente no contiene suficiente testosterona y otros andrógenos para usarla con este propósito.

Nombres comunes para el polen del pino: En inglés: pine pollen, en chino: songhwaju, en latín: pollen pini. **Nota:** Algunas fuentes y sitios de Internet traducen *pollen pini* como "polen de abejas" y venden polen de abejas como polen del pino, algo que es incorrecto. Cuando busque polen del pino debe tener cuidado y fijarse en si lo que se está rotulando como polen del pino es realmente eso y no polen de abejas.

Hábitat: En el mundo existen unas 100 especies de pinos. En general, son nativas de las regiones templadas y montañosas del hemisferio norte. Se extienden hacia el sur desde el Ártico hasta el norte de África, las Filipinas y América Central. Solo una especie proviene del sur del ecuador, el *Pinus merkusii,* que es nativo de Sumatra. Sin embargo, muchas especies de pino han sido llevadas al sur del ecuador y ahora crecen en forma silvestre dondequiera que se introdujeron. De las especies utilizadas para el polen del pino, el *P. sylvestris,* por ejemplo, es originario de Europa, desde Noruega hasta España y partes de Asia. Prefiere un suelo ácido con buen drenaje, a pleno sol, y tolera muy bien los suelos secos y estériles.

Cultivo: Los pinos, especialmente el *Pinus sylvestris,* se cultivan fácilmente a partir de las semillas.

Recolección: La estación para recolectar el polen del pino es entre marzo y mayo en las latitudes septentrionales. El mejor momento para la recolección es a mediados de abril.

Los amentos masculinos que crecen en grupo en el extremo de las ramas de pino parecen una pequeña y encorvada mazorca o, tal vez, una pequeña espadaña curva. Estos amentos producen el polen que a veces cubre el suelo con mantas de polvo amarillo durante la temporada de polinización. Los amentos se recogen cuando la producción de polen es más alta. En China, los amentos se colocan en contenedores abiertos para que se sequen. A continuación, se agitan, se separa el polen y se descartan los amentos. Debido a que la digestibilidad por los seres humanos de polen del pino en bruto es limitada (según los productores), los fabricantes chinos de pastillas y polvos de polen del pino aplastan los granos de polen para romper las paredes celulares antes de venderlos.

En Estados Unidos, el principal productor de tintura de polen del pino recoge los amentos cargados de polen durante la temporada alta de polinización y produce las tinturas. De esa forma, se colocan frescos en una mezcla de agua y alcohol para poder macerarlos. La tintura, una vez lograda, se cuela y se almacena en botellas de color ámbar para evitar la luz solar directa.

Efectos del polen del pino: Altamente androgénico, aumenta los niveles de testosterona libre en la sangre, restaura el equilibrio andrógeno/estrógeno, altamente nutritivo (poderosa fuente de aminoácidos y de vitaminas), estimula la regeneración del hígado, reduce los niveles de colesterol en la sangre, aumenta los niveles del superóxido dismutasa (SOD, un potente antioxidante) en el corazón, el hígado y el cerebro, mejora el sistema inmune y facilita una función endocrina saludable.

Efectos de las semillas del pino: Moderadamente androgénicas, muy nutritivas.

Efectos de la corteza del pino: Ligeramente androgénico, potente antioxidante, elimina radicales libres e inhibe la peroxidación de lípidos, antiinflamatorio, estabiliza el colágeno y la elastina.

Acción química: El polen del pino contiene grandes cantidades de esteroles, unas sustancias similares a los esteroides que son excepcionalmente potentes. Muchos de ellos son los brasino esteroides. Uno de estos, el brasinoloide, es un potente estimulante del crecimiento de las plantas. Una cantidad tan pequeña como un nanogramo aplicada a un brote de soja puede causar un enorme crecimiento. Otros brasinoesteroides, como la castasterona y el tifasterol también son comunes en el polen del pino. El polen también contiene una variedad de giberelinas endógenas y un número de glutatión transferasas. Las giberelinas endógenas son hormonas vegetales que afectan la ampliación y la división celular. El glutatión transferasa posee amplias acciones en los sistemas vivos. Limpia xenobióticos tales como carcinógenos químicos y contaminantes ambientales, y desactiva aldehídos no saturados, quinonas e hidroperóxidos que se producen en forma de metabolitos de estrés oxidativo. Aun más importante para este libro, es que está íntimamente involucrado en la biosíntesis de la testosterona y la progesterona. Las plantas que crecen alrededor de los bosques de pino dependen de esta fuente de nutrientes para su crecimiento potente. De hecho, los brasinoesteroides regulan la manifestación de los genes en muchas plantas. El polen que cae al suelo o en el agua se consume generalmente muy rápido como alimento y estimulante del crecimiento por otras plantas y organismos vivos en la zona, incluidos los insectos y animales. Los brasinoesteroides en el polen son en realidad muy similares en estructura a muchas hormonas esteroides animales y muestran actividad esteroide. Además, el polen del pino contiene cantidades significativas de hormonas masculinas humanas como la testosterona y androstenediona, y relativamente grandes cantidades de aminoácidos, vitaminas, minerales y otros nutrientes. Una visión más completa sobre los componentes del polen del pino se incluye en la parte sobre investigaciones científicas más adelante en esta sección.

Datos sobre el pino y el polen del pino: Los pinos se han usado desde hace mucho tiempo como medicinas y alimentos. Unos pocos ahora han descubierto que la corteza interior de algunos pinos puede extraerse en tiras y cocinarse como las pastas, o si se seca y se muele resulta ser una buena harina.

La parte más androgénica de los árboles de pino es el polen, aunque las semillas y en menor medida la corteza también contienen andrógenos. Las semillas pueden ayudar a elevar los niveles de andrógenos en los humanos cuando se utiliza como un aditivo alimentario regular, y el extracto de la corteza interna del pino se puede utilizar como un potente antioxidante.

Nuevas investigaciones han demostrado que, en determinadas circunstancias, la corteza de pino y la pulpa de este árbol pueden ser poderosamente androgénicas. Los estudios indican que los peces hembras que nadan cerca de las plantas de celulosa de pino se transforman literalmente en machos por los altos niveles de andrógenos en el agua. El análisis del efluente muestra impactos "similares a los de la testosterona", según los investigadores. (No hay otro árbol que produzca este resultado.) La especie de pino utilizada normalmente en los extractos de corteza de pino es el *Pinus pinaster,* que crece a lo largo de la costa atlántica de Francia y en el norte de África.

El polen del pino es una sustancia amarilla, similar a la harina que se produce por millones de toneladas cada año en los bosques de pinos de la Tierra. A diferencia de la mayoría de las plantas con flores, los árboles del pino son polinizados por el viento. Es decir, que no hay un animal o insecto polinizador para ayudarles a reproducirse, sino que necesitan el viento para llevar el polen al piñón (la parte femenina de la planta). Cada primavera, los árboles liberan el polen de sus amentos masculinos, cada uno de los cuales puede producir seis millones de granos de polen. Con una lupa, un grano de polen se parece mucho al ratón Mickey: una cabeza grande con dos enormes orejas ahuecadas. El viento captura las orejas ahuecadas, con la cabeza actuando como una especie de quilla que cuelga por debajo, y el polen navega como un barco por el aire hasta que penetra en la escama superpuesta de un cono. Las agujas alrededor de los conos, y los conos en sí mismos, literalmente alteran el flujo del viento para canalizar con mayor precisión el polen y que así se produzca la fertilización. Debajo de cada pequeña escama superpuesta de un cono crecerá una semilla de pino o un piñón. Para facilitar la polinización, se libera mucho más polen del pino de lo que se necesita, y cada primavera el suelo, los arroyos y estanques alrededor y debajo de los bosques de pino quedan cubiertos con el fino y amarillo polvo del polen.

Uso ayurvédico: El polen del pino es desconocido en la práctica ayurvédica hasta donde he podido determinar. Algunos pinos se han usado como medicina, pero en su mayoría los árboles, la savia y otras partes, como antibacterianos y para los problemas de pulmones.

Sin embargo, las semillas de *P. gerardiana* tienen una larga historia de uso en la India como un tónico afrodisíaco y se considera que son antisépticas, estimulantes y nutritivas. A veces se utilizan para afecciones reumáticas, debilidad seminal y en la leucorrea y gonorrea (flujo vaginal y uretral).

Medicina tradicional china: Conocido como songhuanfen (o song huan fen), el polen del pino de masson, *P. massoniana,* y el pino chino, *P. tabulaeformis,* (generalmente mezclados juntos), se ha utilizado en la medicina tradicional china desde hace miles de años como un restaurador de la salud, tónico de la longevidad y nutriente contra el envejecimiento. La mención más antigua del mismo en antiguos textos chinos está en las Pandectas de Materia Médica de Shen Nong de la dinastía Han (206 a.C.–220 d.C.). A pesar de que la hierba se ha utilizado durante miles de años, los actuales métodos de producción chinos enfatizan romper la pared celular del polen para facilitar la absorción. He encontrado poca literatura que apoye la necesidad de este procedimiento, especialmente teniendo en cuenta que el polen del pino ha sido parte de la medicina tradicional china por largo tiempo. Se utiliza un proceso de pulverización a bajas temperaturas con flujo de aire a alta velocidad que rompe el 99 por ciento del material celular.

Los médicos tradicionales chinos prescriben el polen del pino para humectar los pulmones, aliviar los dolores reumáticos, combatir la fatiga, aumentar la resistencia, fortalecer el sistema inmunológico, mejorar la piel, fortalecer el corazón, el tracto gastrointestinal y el estómago, aumentar la agilidad mental, para los problemas de próstata, para aumentar la agilidad y para perder peso. Curiosamente, muchas de estas acciones coinciden con la ingesta de testosterona exógena. El polen del pino también se utiliza externamente como cataplasma para detener las excreciones, para detener el sangrado y para problemas de la piel tales como el eczema, impétigo, acné y la dermatitis del pañal.

El polen del pino coreano (llamado songhwaju) del *P. koraiensis* se utiliza en Corea en una forma muy similar a la del polen del pino en China, a menudo como un té y también como un aditivo en muchas recetas tradicionales. A pesar de que cada vez es más difícil de encontrar (todavía se utiliza de forma regular en Corea del Norte), el polen del pino tradicionalmente ha estado disponible en las tiendas de comestibles de Corea del Sur y se vende en cajas muy parecidas a las que contienen bicarbonato de sodio en Estados Unidos. Históricamente, se ha incluido en los alimentos como un aditivo vigorizante y contra el envejecimiento.

En la botánica occidental: El polen del pino no ha sido parte de la medicina botánica occidental tradicional. Solo recientemente se ha incorporado a la práctica de la botánica occidental con el nuevo interés por los fitoandrógenos.

Investigaciones científicas: Curiosamente, a pesar de su extensa historia en China, los estudios sobre el polen del pino en Occidente se encuentran todavía en su infancia. Sin embargo, lo que los investigadores han descubierto corrobora el uso chino del pino contra el envejecimiento y como medicina para mejorar la vitalidad de los hombres. El polen del pino es extremadamente alto en andrógenos y aminoácidos que ayudan a una función endocrina saludable. Los análisis del polen de *P. sylvestris, P. nigra, P. bungeana* y *P. tabulaeformis* han demostrado la presencia de componentes androgénicos, incluida la testosterona.

El polen del *Pinus nigra,* o pino negro, contiene los andrógenos siguientes: androstenediona (0,7–0,8 mcg por 10 g, 0,000009% por peso), testosterona (0,7 mcg por 10 g, aproximadamente 0,000009% por peso), dehidroepiandrosterona (DHEA, cerca de 0,1 mcg por 10 g, 0,0000015% por peso) y androsterona (aproximadamente 0,2 mcg por 10 g, 0,0000022% por peso). La testosterona en el polen del *Pinus bungeana* lleva 11 nanogramos por 0,1 g de peso seco y en el *P. tabulaeformis* aporta 27 ng por 0,1 g de peso seco.

Aunque estas cantidades pueden parecer pequeñas, recordemos que se necesita tan poco como 4 ng (una milésima parte de un microgramo) para que nuestro sexo cambie a masculino mientras nos estamos desarrollando en el útero y que se puede representar como 0,004 mcg. Los andrógenos son productos químicos muy potentes. En comparación con esa cantidad, el polen de *P. nigra* contiene 0,7 mcg por 10 g de polen.

La dosis oral tradicional de polen del pino en China es de 4,5 a 9 g por día.

El contenido de aminoácidos es alto en todos los pólenes de pino. Por ejemplo, el análisis químico del polen de *Pinus montana* indica que contiene los siguientes aminoácidos (las cantidades se muestran por 100 gramos): arginina (6,4 g), leucina (6,5 g), lisina (5,1 g), metionina (1,5 g), fenilalanina (2,1 g), triptófano (0,8 g) y tirosina (1,05 g), además de trazas de alanina, ácido amino-butírico, ácido aspártico, cistina, ácido glutámico, glicina, hidroxiprolina, isoleucina, prolina, serina, treonina y valina.

El *P. massonia* y la combinación *P. tabulaeformis* que se utiliza a menudo en las tabletas de polen del pino chino contiene aminoácidos que son similares a los de *P. montana,* incluyendo los siguientes (se muestran las cantidades por cada 100 gramos): ácido asparágico (1098 mg), treonina (492 mg), serina (522 mg), ácido glutárico amino (1 579 mg), ácido aminoacético (698 mg), alanina (564 mg), isoleucina (539 mg), leucina (846 mg), tirosina (365 mg), fenilalanina (572 mg), lisina (802 mg), histidina (189 mg), cistina (112 mg), valina (646 mg), merionin (166 mg), arginina (998 mg), prolina (884 mg), y triptófano (149 mg).

La fenilalanina está vinculada con los neurotransmisores en los niveles cerebrales y afecta el estado de ánimo y de dopamina en el cerebro. Tanto la fenilalanina como la tirosina son precursores de L-dopa, que se metaboliza en dopamina en el corazón y el cerebro. Sin la dopamina, la comunicación neural en el cerebro sería imposible. También se ha encontrado que la L-dopa aumenta el interés y la actividad sexual, y facilita la erección en los hombres. Se usa específicamente para el tratamiento de la anorgasmia, la incapacidad de una mujer de tener un orgasmo. La tirosina es también el precursor de la epinefrina (adrenalina) y norepinefrina. La arginina es un precursor del óxido nítrico (un estimulante de la erección) y posee funciones que mejoran el sistema inmune y la curación de heridas (la razón por la que el polen del pino es tan eficaz para afecciones de la piel). La arginina aumenta la liberación de hormonas del crecimiento, mejora la fertilidad y es espermatogénico (es decir, aumenta la producción de esperma) en dosis de 4 gramos al día.

Se ha descubierto que el polen del pino también tiene una alta concentración de vitaminas. El *P. montana* contiene las siguientes vitaminas (se muestran las cantidades por un gramo de polen): riboflavina (5,6 mg), ácido nicotínico (79,8 mg), ácido pantoténico (7,8 mg), piridoxina (3,1 mg), biotina (0,62 mg), inositol (9 mg) y ácido fólico (0,42 mg).

El análisis de polen del pino por investigadores chinos ha mostrado resultados similares. Un estudio encontró que contiene (se muestran las cantidades por cada 100 gramos): vitaminas B_1 (6070 mcg), B_2 (486 mcg), B_6 (1300 mcg), E (3240 mcg), C (562 mcg), D_3 (22,8 mcg) y A (43,2 mcg), nicotinamida (24000 mcg), ácido fólico (930 mcg), y B-caroteno (26,2 mcg).

La cantidad de vitamina D en *P. sylvestris* y *P. nigra* es de alrededor de 2 mcg por cada 10 gramos de polen. Las vitaminas D_2 y D_3 están presentes en cantidades de entre 0,1 y 3 mcg por 10 g de polen. El polen también contiene los metabolitos hidroxilados de vitamina D_3, que desempeñan un papel esencial en la regulación del calcio intestinal y la absorción de fósforo, la movilización del calcio para su uso en los huesos y la reabsorción de calcio y fósforo en los riñones. También modula la diferenciación de los osteoclastos, la supresión del crecimiento celular y la supresión del crecimiento celular paratiroideo y el gen de la hormona paratiroidea, así como los efectos y la diferenciación de los queratinocitos en la piel. Esto explica, en parte, la efectividad tradicional del polen del pino en la medicina china para el tratamiento de personas con problemas intestinales y también con problemas de la piel.

El polen del pino chino, al igual que todos los pólenes de pino, contiene numerosos elementos esenciales, incluyendo los siguientes (las cantidades se muestran en partes por millón): potasio (3118,8), sodio (516,8), calcio (481), magnesio (1427,5), fósforo (3609,1), hierro (129,9), manganeso (280,7), cobre (4,3), zinc (9,8) y selenio (0,1). El polen del pino también contiene una serie de componentes primarios. Por ejemplo, *P. ponderosa* contiene un 11,17 por ciento de sustancias grasas, 0,23 por ciento de azúcar cetosa, un 1,14 por ciento de glucosa, 16,40 por ciento de sacarosa y 1,29 por ciento de almidón.

La mayoría de los estudios científicos se han llevado a cabo en China.

Pocos de esos manuscritos han sido traducidos al inglés. Los estudios *in vivo* con ratones han descubierto que el polen del pino chino tiene un efecto particular contra el cansancio, mejora el tiempo de supervivencia bajo estrés, aumenta la actividad de la enzima superóxido dismutasa (SOD) en el hígado, protege el hígado contra factores químicos de estrés como el, incluyendo alcohol, reduce los niveles de colesterol, aumenta las lipoproteínas de alta densidad (HDL) al tiempo que reduce los niveles de lipoproteína de baja densidad (LDL) y protege los vasos sanguíneos arteriales contra daños. Otros estudios *in vivo* del polen del pino han hallado que se reduce la acumulación de lipofuscina en el corazón, el cerebro y el hígado. La lipofuscina consiste de gránulos de un pigmento marrón, es considerada como un pigmento de envejecimiento y es el residuo de la digestión por lisosomas. La acumulación de la lipofuscina ocurre a medida que los animales envejecen e interfiere con el funcionamiento saludable de los órganos en los que se deposita. Las manchas cutáneas, por ejemplo, son acumulaciones de lipofuscina en la piel. El polen del pino reduce la acumulación de lipofuscina en el corazón, el cerebro y el hígado, lo que acredita su largo uso en China como hierba contra el envejecimiento.

Ninguno de los estudios con humanos se ha publicado en inglés. El uso principal del polen del pino en la medicina china ha sido como un medicamento contra el envejecimiento que aumenta la vitalidad y potencia masculinas, la claridad mental, la fuerza, la calidad de la piel y la agilidad.

Dosis sugerida: Tintura: Un gotero completo tres veces al día o como se desee (30 gotas, 1,5 ml, o $^3/_8$ de cucharadita.). La tintura se encuentra disponible a través de www.woodlandessence.com. Comprimidos: de tres a seis comprimidos de ½ g, tres veces al día (es decir, 4,5 a 9 g al día). Ver la sección Recursos y fuentes de suministros.

Impactos/Importancia de la tintura: He utilizado tintura de polen de pino desde 2002 y la hallo extremadamente eficaz. Cuando se toma como una tintura, los componentes del polen entran al torrente sanguíneo casi inmediatamente. Hay un aumento inmediato de la energía y, con el tiempo, un aumento de la fuerza, la vitalidad, la libido y el optimismo. La potencia sexual y la función eréctil aumentan. Esos efectos han sido divulgados regularmente entre los que usan el polen del pino. No me queda claro si los andrógenos en el polen del pino realmente pueden entrar en el torrente sanguíneo con la misma eficacia cuando se usa en tabletas, debido a los problemas que a veces ocurren con componentes que tienen que ser digeridos y pasar a través de las membranas del estómago y el tracto gastrointestinal. El proceso digestivo a veces interfiere significativamente con la absorción de ciertos componentes. Por esa razón creo que las pastillas son excelentes como un suplemento diario, pero la tintura es mejor para aumentar la testosterona.

Efectos secundarios y contraindicaciones: Aunque es poco común, un pequeño porcentaje de personas son alérgicas al polen del pino. Esto va desde 1,5 hasta 10 por ciento de la población, dependiendo de la ubicación geográfica. Las alergias son generalmente leves y van desde la rinoconjuntivitis (inflamación de la nariz y el área alrededor del globo ocular) hasta el asma leve en personas muy sensibles. En la documentación al respecto hay un caso reportado de anafilaxia (reacción alérgica grave) a los piñones del pino, pero esos efectos no han sido graves en personas que utilizan el polen. Si usted ha tenido algún tipo de reacción a cualquier tipo de polen, es mejor que vaya despacio con el polen del pino, comenzando con una dosis pequeña, hasta que esté seguro de que no es alérgico. **Si tiene un historial de alergias al polen o reacciones severas a las picaduras de abejas, debe proceder con precaución para asegurarse de que esas reacciones no abarcan también los productos del pino.**

Extensas pruebas toxicológicas *in vivo* en China han demostrado que el polen del pino no es tóxico, incluso en grandes dosis. Tradicionalmente se ha utilizado como un agregado permanente a la dieta en China y Corea. Las publicaciones gubernamentales y la literatura divulgada a través de los años no enumeran efectos secundarios.

El polen del pino no debe utilizarse para mejorar los niveles de testosterona de los varones adolescentes, ya que puede interferir con la producción normal de testosterona del cuerpo, ni debe ser utilizado por personas con exceso androgénico.

Interacciones con otras hierbas o medicamentos: Ninguna que se conozca.

Lirio de David *(Lilium davidii)*

Familia: Liliáceas

Nombres comunes: Lirio de David, chuan bai he (China).

Partes que se usan: Como alimento, el bulbo de la raíz. Para mejorar el nivel de andrógenos, principalmente las anteras y el polen. Sin embargo, toda la flor se puede usar y procesar como tintura.

Hábitat: Este lirio es originario de China (provincias de Gansu, Henan, Hubei, Shaanxi, Sichuan y Yunnan) y el subcontinente indio (estados de Arunachal Pradesh y Manipur), pero los entusiastas de las flores lo han extendido por todo el mundo. La planta crece entre 0,9 y 1,5 metros de altura, mientras que las flores de un naranja brillante con manchas negras crecen solas o en racimos de entre dos y ocho flores. Prefiere los lugares húmedos y las márgenes de los bosques, así como las laderas cubiertas de hierba, por lo general en elevaciones de 700 metros o más. La planta se cultiva extensamente en China por sus bulbos comestibles.

Cultivo: Normalmente de bulbos, como la mayoría de los miembros de esta familia.

Colecta: En general, las flores se recogen cuando están maduras y el polen está bien desarrollado. Los bulbos se cosechan habitualmente en otoño o invierno. Véase la sección en este capítulo con información sobre cómo recolectar esta especie para aumentar los andrógenos en los hombres.

Efectos: Estimulante de andrógenos, relajante.

Efectos químicos: Aunque se han desarrollado perfiles químicos en muchos lirios similares, esta especie es muy nueva para ese tipo de examen. La química de la familia de las liliáceas es compleja y los compuestos esteroides son comunes, incluyendo saponinas esteroides, alcaloides esteroides y ahora, en esta especie, hormonas esteroides. Todos ellos tienen efectos sobre la fisiología humana.

Las investigaciones sobre el lirio de David han descubierto que en esta planta son muy comunes varias proteínas semejantes a la integrina, otras similares a la alfa-actinina, actina F y actina G. También se encuentran aquí betasitosterol, emodina y estigmasterol. De gran interés para el suplemento de andrógenos es la investigación que demuestra que hay testosterona en la planta. Partes de ella también contienen estrógenos, por lo que debe cosecharse en un momento específico para maximizar el nivel de testosterona.

Sobre el lirio de David: El lirio de David se cultiva extensamente en China por sus bulbos comestibles. Ha sido una planta para la alimentación integral que existe desde hace milenios.

Los aborígenes americanos, los griegos y romanos, los europeos y los chinos han comido regularmente diferentes especies de lirios. Thoreau en su diario comentó en julio de 1857 que "cavó un poco, y se encontró una masa de bulbos a bastante profundidad en la tierra, de dos pulgadas de diámetro, que parecían e incluso sabían a como una mazorca cruda de maíz verde".

La familia de las liliáceas es grande y contiene 294 géneros y unas 4.500 especies de hierbas. El ajo y la cebolla, especies de *Alium,* son miembros de la familia de los lirios y, como la mayoría de estos, poseen bulbos. Al igual que la cebolla y el ajo, los bulbos de lirios son de mal sabor y raramente se comen frescos. Casi siempre se cocinan, por lo general al horno o hervidos, porque estos procesos suavizan el gusto penetrante de las plantas y, como muchos tipos de lirios comestibles, los convierten en un plato delicioso.

Uso ayurvédico: Desconocido hasta donde he podido determinar.

Medicina tradicional china: Los chinos usan el bulbo como un alimento nutritivo y medicinal más a menudo que las flores. Por lo general, la raíz se cuece al horno o se hierve, a veces rellena con una mezcla de carne de cerdo, cebolla y ajo.

En la práctica tradicional china, el bulbo se ha utilizado para la tos y el dolor de garganta, para despejar los pulmones, para la fiebre no muy alta, el insomnio, la inquietud, irritabilidad y para calmar el espíritu. En Asia la flor se ha utilizado como un relajante para los nervios y un tónico de fortalecimiento general.

En la botánica occidental: El lirio de David es desconocido históricamente en la práctica occidental. Sin embargo, otras especies de lirios tienen una amplia presencia histórica en la botánica occidental y se han utilizado externamente en contusiones, forúnculos, callos, quemaduras, úlceras, inflamaciones y para suavizar la piel endurecida. De forma oral se utilizaron como calmantes para el dolor, antiepilépticos y relajantes. Los lirios se emplean como diuréticos (para aumentar el flujo de la orina), para la hidropesía (es decir, la acumulación de agua en las extremidades inferiores por un mal funcionamiento del corazón) y para fortalecer el corazón.

Investigación científica: El análisis moderno ha encontrado importantes niveles de testosterona en la antera (parte que produce el polen) y en el polen del lirio de David, lo que lo convierte en una de las pocas plantas conocidas hasta ahora que poseen la testosterona como componente.

La testosterona está presente en la planta en cantidades sustanciales solo una vez, es decir, cuando las anteras producen polen y justo antes de la liberación de este. Los niveles de la testosterona aumentan cuando la producción de polen de las anteras entra en juego para alcanzar un máximo en la antesis (cuando la flor está en plena floración y el polen está a punto de ser lanzado para la germinación). Después de derramar el polen, los niveles de testosterona disminuyen muy rápido y los niveles de estrógeno en la planta aumentan sustancialmente. La planta es muy sensible al tiempo en ese aspecto.

No he podido encontrar ninguna investigación clínica sobre esta especie de lirio. He utilizado una tintura de la planta florecida y me ha parecido útil, pero con efectos que no han sido tan fuertes como los de polen del pino.

Disponibilidad: Woodland Essence, una compañía de medicina natural, ha estado trabajando en la cosecha del lirio de David. No estoy seguro de que estén logrando cantidades suficientes para la elaboración en masa. La planta se incluye en este libro principalmente para tratar de estimular una mayor producción de fitoandrógenos por los cultivadores estadounidenses de plantas medicinales.

Dosis sugerida: Durante la producción máxima de polen, las flores deben prepararse en una tintura en alcohol. Tintura: ¼ de cucharadita tres veces al día.

Efectos secundarios y contraindicaciones: Comenzar con dosis extremadamente bajas e ir incrementándolas. Algunas personas han llegado a experimentar sensibilidad y/o efectos secundarios extremos al polen del lirio. Pruebe una pequeña cantidad primero para asegurarse de que usted no es sensible. **Si tiene un historial de alergias al polen o reacciones severas a las picaduras de abejas, debe proceder con precaución para asegurarse de que sus reacciones no se extienden al polen de lirio.**

El lirio de David no se debe utilizar para mejorar la testosterona en los hombres adolescentes ya que puede interferir con la producción de testosterona normal por el cuerpo. Tampoco es para aquellos con exceso de andrógenos.

Interacciones con otras hierbas y medicamentos: Ninguna que se conozca.

Ginseng (Panax ginseng)

Familia: Araliáceas

Nombres comunes: Ginseng, panax, ginseng asiático, ginseng chino, ginseng coreano, ginseng rojo coreano, renshen (China).

Partes empleadas: La raíz y, a veces, la planta. La planta, aunque más débil en sus efectos, posee muchas de las mismas propiedades que la raíz. El uso de la planta en lugar de la raíz es más ecológicamente ostenible. El ginseng es una planta perenne.

Hábitat: El ginseng asiático es originario de China, Corea y Rusia, donde crece en regiones muy similares a las cadenas montañosas de los Apalaches y Ozark en Estados Unidos. La mayor parte se obtiene de las laderas de las montañas en las cordilleras del noreste de China y en las regiones adyacentes de Corea y Rusia. Debido al gran uso medicinal en China durante miles de años, la planta silvestre es excepcionalmente rara y la mayoría del ginseng asiático es ahora cultivado en granjas. Cuanto mayor sea la raíz, más fuertes y más potentes serán las composiciones químicas.

Colecta: Generalmente, las raíces de ginseng no se colectan al menos hasta el quinto año porque las investigaciones han demostrado que el contenido ginsenoide (tal vez el componente activo más importante) de las raíces es más alto en ese período. La raíz también duplica su peso hacia el sexto año, por lo que la extracción en ese momento es más rentable.

Efectos: Adaptogéno, corticosteroidogénico, gonadotrópico, antifatiga, cardiotónico, hipoglucémico, tónico del hipotálamo, estimulante de la hipófisis, estimulante cognitivo, activador del sistema nervioso central (timoléptica), tónico y reconstituyente, antitumoral, estimulante del sistema inmune, estomacal. Se utiliza en casos de debilidad, pérdida de vitalidad, anemia, falta de memoria e impotencia.

Acción química: Los constituyentes del ginseng incluyen veintiocho ginsenósidos diferentes, así como poliacetilenos, alcaloides, polisacáridos, aceites esenciales, ácidos grasos, esteroides, aminoácidos, péptidos, nucleoproteínas mareas, vitaminas, colina, almidón, pectinas y celulosa.

Sobre el ginseng: Las especies asiáticas se han utilizado durante miles de años en China, tanto como las especies americanas por los indígenas de la región. Es probablemente la única planta medicinal de la que casi todo el mundo ha oído hablar en Estados Unidos. A menudo se usa en exceso, es demasiado cara y sobrevendida, pero cuando se emplea para los padecimientos adecuados, los resultados son excepcionales.

Uso ayurvédico: Una especie relacionada, *P. fruticosum,* se ha usado en prácticas ayurvédicas, pero en raras ocasiones.

Medicina tradicional china: Los médicos chinos han utilizado el ginseng durante al menos dos mil años. Se menciona por primera vez en los textos médicos del siglo I. Los chinos procesan el ginseng asiático en al menos quince maneras diferentes, de las cuales las dos más comunes son el ginseng "blanco" y el "rojo". El ginseng "blanco" es la raíz completa, que se seca cuidadosamente. El ginseng "rojo" se logra procesando las raíces al vapor durante tres horas, secándolas a fuego lento y comprimiéndolas con ladrillos de un peso específico. El ginseng rojo es duro, frágil, casi semejante al vidrio, de color rojo translúcido. Cuando se pulveriza para ser usado como tintura o para encapsularlo, suena casi como vidrio roto en la licuadora. Aunque poseen actividades medicinales similares, hay ligeras diferencias entre las dos formas de ginseng asiático. El rojo, por ejemplo, muestra más actividad antioxidante. Existen diferencias significativas entre el ginseng americano (*P. quinquefolius*) y el ginseng asiático (*P. ginseng*). Los chinos consideran el ginseng americano más *yin* (femenino, fresco, suave, tierno) y el ginseng asiático más *yang* (masculino, caliente, duro, agresivo). (El ginseng tienchi, por el contrario, se considera neutral, equilibrado entre el *yin* y el *yang*). La investigación científica lo ha mostrado de diferentes formas, siendo la más básica que el ginseng americano contiene la hormona femenina estradiol, un estrógeno, mientras que el ginseng asiático no la tiene.

Prácticas de la botánica occidental: Es conocido, pero por lo general no se utilizó en los inicios de la farmacopea norteamericana. En ese momento, el énfasis estaba en el ginseng americano, *P. quinquefolia*. En Alemania, el ginseng asiático ahora forma parte de la práctica médica estándar. También es ampliamente conocido en los países occidentales. A menudo se utiliza para promover la salud y la vitalidad masculina. Con demasiada frecuencia, sin embargo, es mal empleado como estimulante de la producción adrenal a través de la activación de corticosteroides con ginsenósidos.

Investigación científica: Durante los últimos cincuenta años, se han realizado más de tres mil estudios científicos sobre el ginseng asiático.

Solamente la base de datos en línea Medline enumera 2 530 estudios. En China hay cientos o miles más que aún no han sido traducidos al inglés. El tipo de investigación ha sido diferente en dependencia del país de origen. Steven Foster, señala en *Herbal Emissaries* [Emisarios de las hierbas]: "los investigadores chinos, como ocurre con las plantas medicinales en general, se han centrado en *cómo* funciona el ginseng, mientras que los investigadores occidentales se centran en *si* funciona... En Asia, la eficacia de una hierba ya está establecida en un contexto cultural. En Occidente suponemos que los usos tradicionales o populares no tienen ninguna base científica racional".[1]

Aun así, se han realizado muchas investigaciones importantes. Como Foster indica, se ha encontrado que el ginseng asiático posee "efectos protectores contra la radiación, antitumorales, antivirales y metabólicos; actividad antioxidante, [efectos] en el sistema nervioso y el rendimiento reproductivo, efectos sobre el colesterol y el metabolismo lipídico y la actividad endocrina".[2] Es un adaptógeno (aumenta la fuerza general y la resistencia al estrés), combate el cansancio, estimula la corteza suprarrenal (estimula la producción de corticosteroides), favorece la regeneración de la piel y la actividad hipoglucémica. La ciencia no tiene dudas al respecto, excepto las compañías farmacéuticas y los médicos de línea dura. Lo más importante son los estudios que respaldan su uso para equilibrar los cambios de andrógenos y ayudar con muchos de los problemas comunes de los hombres en la mediana edad, en especial problemas reproductivos.

Estudios clínicos realizados en Europa han demostrado una constante reducción en el tiempo de reacción a los estímulos visuales y auditivos, un aumento en el estado de alerta, más concentración, incremento de la claridad mental, una mejor comprensión de los conceptos abstractos, mayor coordinación visual y motora, y una mejora en la calidad de la respiración después del uso del ginseng asiático. Las investigaciones demuestran un impacto evidente en el sistema reproductivo masculino. He aquí algunos ejemplos:

En un ensayo en humanos con una fracción de saponina (un componente) de ginseng asiático, los voluntarios tomaron cuatro gramos por día durante tres meses. Los investigadores encontraron que los hombres mostraban un aumento de la testosterona plasmática, DHT, FSH (hormona folículo-estimulante), HL (hormona luteinizante), el número de espermatozoides y la motilidad del esperma. La hormona luteinizante estimula la síntesis y secreción de la testosterona en el torrente sanguíneo. La hormona folículo-estimulante es fundamental para la producción de esperma. Es compatible con la función de las células de Sertoli de los testículos y por lo tanto estimula la maduración y el bienestar de los espermatozoides. Investigadores rusos hallaron en un número de estudios clínicos que el ginseng es eficaz para la impotencia tanto en diabéticos como en no diabéticos. Dos ensayos clínicos rusos (de 44 y 27 hombres, respectivamente) sobre el uso del ginseng para la impotencia indicaron que la mitad de los hombres se recuperaron completamente, mientras que los otros mejoraron sus síntomas.

Los estudios *in vivo* (generalmente en animales como ratas y ratones) han demostrado de forma consistente un aumento en los niveles de testosterona tras incluirse en la dieta la raíz de ginseng en polvo mezclada con el alimento. Tanto los estudios *in vivo* como *in vitro* (en tubos de ensayo de laboratorio) demuestran que el ginseng y los ginsenósidos presentes en el ginseng asiático estimulan la liberación de la hormona luteinizante con la misma intensidad que la hormona liberadora luteinizante (llamada hormona liberadora de gonadotropina, GnRH) producida por el cuerpo. Esta liberación de la hormona luteinizante estimula el aumento de los niveles de testosterona en el hombre. Numerosos estudios *in vivo* han demostrado que esta planta estimula el comportamiento sexual, incrementa el número de espermatozoides y su motilidad, y aumenta la síntesis de proteína en los testículos. La acción parece proceder principalmente de una acción gonadotrópica, ya sea porque imita o porque estimula la liberación de gonadotropina (una hormona sexual específica) de la glándula pituitaria. En general, se considera que el ginseng es una sustancia que estimula una mayor producción de testosterona y esperma en los testículos en lugar de ser una sustancia que adiciona testosterona al cuerpo.

El ginseng también es un estimulante de corticosteroides, es decir, que estimula la liberación de cortisol y adrenalina de las glándulas suprarrenales. Pero consumir esta planta en exceso puede resultar contraproducente porque podrían producirse efectos secundarios debido al uso excesivo y sobredosis. (Ver efectos secundarios en esta sección.)

Dosis sugerida: El ginseng asiático puede tomarse en forma de tabletas de 1 a 9 gramos al día o como tintura. La tintura se prepara de una mezcla 1:5 en 70 por ciento de alcohol. La dosis estadounidense normal es: Kirin (rojo oscuro): 5 a 20 gotas diarias. Blanco: 20 a 40 gotas por día. Los asiáticos consumen a menudo dosis mucho más altas.

Nota: Para propósitos de restitución de andrógenos, debe usarse el ginseng asiático y no el americano. Por lo general prefiero combinar el ginseng asiático con ginseng tienchi (véase la siguiente lista) para reducir el cansancio. En tales casos, uso una combinación de tienchi (tintura 1:5 en 70% de alcohol) y de tintura de ginseng asiático, en partes iguales, $1/3$ cucharadita diaria en el agua.

Disponibilidad: El ginseng asiático está ampliamente disponible en muchas formas en las tiendas naturistas y en Internet.

Efectos secundarios y contraindicaciones: El ginseng puede ser muy estimulante y debe utilizarse en pequeñas dosis al principio. Aumente la dosis una vez que se acostumbre a ella. A veces puede causar hipertensión, especialmente con dosis altas y prolongadas, por lo que está contraindicado para las personas con presión arterial muy elevada. Puede utilizarse con cuidado en casos de hipertensión leve y bajo supervisión en la hipertensión moderada. El uso excesivo y continuo puede causar insomnio, a veces palpitaciones, tensión muscular y dolor de cabeza. Puede ocasionar dificultad para conciliar el sueño si se toma antes de acostarse.

Debido a que el ginseng afecta los niveles de andrógenos y la testosterona, no debe ser utilizado por los adolescentes varones. Tampoco debe utilizarse en condiciones de exceso de andrógenos, ni durante el embarazo.

Interacciones con otras hierbas y medicamentos: El ginseng debe evitarse en personas que estén tomando warfarina (Coumadin), fenelzina (Nardil), digoxina (Lanoxin) o haloperidol (Haldol). También deben evitar el ginseng las personas que estén tomando medicamentos para bajar los niveles de azúcar en la sangre, anticoagulantes o estimulantes adrenales. Se debe tener precaución con inhibidores de las monoamino oxidasas (MAO). El ginseng puede bloquear las acciones analgésicas de la morfina.

Ginseng tienchi (Panax notoginseng, P. pseudoginseng var. notoginseng)

Familia: Araliáceas

Nombres comunes: Ginseng tienchi, san qi, tan qi

Hábitat: Este tipo de ginseng es nativo del norte de la India, Nepal, el sur de China, Vietnam, Tailandia y Japón. Le gusta el bosque, al igual que al ginseng americano y asiático. Realmente, se parece mucho al ginseng asiático.

Cultivo: De la semilla.

Colecta: En el otoño, después que se esparcen las semillas.

Efectos: Adaptógeno, gonadotrópico, estimulante inmunológico, tónico sanguíneo, antiarrítmico, antiinflamatorio, antihemorrágico, protector del corazón, inhibidor del colesterol. Mejora la movilidad de los espermatozoides, estimula la producción y liberación de óxido nítrico y sintasa del óxido nítrico. Esta última acción ayuda a expandir las arterias coronarias para promover la circulación sanguínea y prevenir los coágulos sanguíneos. Esto también ayuda con las erecciones porque dependen altamente de la producción de óxido nítrico.

Composición química: Contiene catorce ginsenósidos, así como flavonoides, B-sitosterol, daucosterol, numerosos alcaloides, glucósidos de flavonoles, varias saponinas, glicanos, fracción de polisacáridos DPG-3-2, péptidos, (20)-protopanaxatriol, (20)-protopanaxadiol, panaxynal, quercetina, numerosos polisacáridos, ocho arasapogeninas y una serie de vitaminas y minerales, incluyendo A, B_6 y zinc. Las arasapogeninas se consideran estructuralmente similares a los ginsenósidos y algunas veces se les llama notoginsenósidos. Los notoginsenósidos son exclusivos del ginseng tienchi y sus acciones aún no han sido totalmente exploradas.

Sobre el ginseng tienchi: Aunque el tienchi y el ginseng asiático tienen muchos ginsenósidos en común, el ginseng tiene más: aproximadamente veintiocho contra catorce en el tienchi. El tienchi, sin embargo, tiene sus propios compuestos únicos, los notoginsenósidos. Aunque existe una cierta superposición en la función, cada planta tiene un perfil químico específico que produce acciones únicas en el cuerpo. Me gusta el tienchi para los hombres debido a su impacto en la circulación sanguínea, el corazón, la producción de óxido nítrico, la producción de esperma y la motilidad, así como en la función eréctil.

En China, el ginseng tienchi se ha conocido principalmente por sus acciones en el sistema cardiovascular. Sin embargo, sus gin-senósidos, así como los notoginsenósidos, que son únicos en el tienchi, tienen impactos similares a los esteroides en la fisiología masculina. Muchos de ellos son considerados como gonadotrópicos, es decir, que estimulan a los testículos a producir más testosterona y esperma. La motilidad del esperma aumenta y el cuerpo produce más óxido nítrico y sintasa de óxido nítrico, una enzima que actúa en el cuerpo para producir óxido nítrico. El óxido nítrico está relacionado con muchos procesos fisiológicos, incluyendo el control de la presión arterial, la neurotransmisión, el aprendizaje y la memoria. En altas concentraciones, actúa como una citotoxina defensiva, que es parte de la respuesta inmune a las enfermedades. El óxido nítrico es especialmente importante para las erecciones en los hombres porque estimula la expansión de los vasos sanguíneos y el flujo sanguíneo en el corazón y el pene.

Una de las razones que hace que esta planta funcione tan bien en la prevención y corrección de problemas del corazón es que estimula la proliferación en la sangre de las células progenitoras endoteliales, un tipo de células madre que se forma en la médula ósea. Una de sus principales funciones es la de reparar los daños en el revestimiento de los vasos sanguíneos. Cuanto mayor sea el número de estas células en la sangre, menor es la incidencia de enfermedades. El número de células progenitoras endoteliales tiende a ser baja en personas con enfermedad coronaria, diabetes, antecedentes de ataques al corazón y aterosclerosis. La forma en que el ginseng tienchi estimula estas células es significativa.

El ginseng tienchi puede comprarse como una raíz entera seca o en rodajas, o la raíz ya preparada. La raíz preparada es generalmente pequeña, negra y del tamaño de una canica, semejante al vidrio, como el ginseng rojo kirin. Generalmente he utilizado la raíz preparada para mejorar la salud, la vitalidad y la reproducción masculinas. Las raíces enteras y en rodajas —a veces se utilizan en China como alimento— por lo general se cuecen al vapor. La raíz cocida al vapor en ocasiones se seca y también se encapsula. En China, la raíz cocida al vapor se considera más bien como un tónico para el cuerpo, mientras que la raíz sin cocinar se usa más para tratamientos de la sangre.

Uso ayurvédico: Una especie de la familia, *P. fruticosum*, ha sido usada en la práctica ayurvédica, aunque con poca frecuencia.

Medicina tradicional china: Como un pariente recién llegado a la práctica medicinal china, el ginseng tienchi solo se ha empleado quinientos años. Su uso principal es para la sangre, el corazón y el sistema circulatorio. Se utiliza principalmente para la estasis venosa y enfermedades de la sangre, específicamente para la hemorragia gravey el shock traumático, que impiden que el corazón impulse suficiente sangre al resto del cuerpo.

Uso en la botánica occidental: Desconocido hasta la reciente introducción desde China y Japón. Está empezando a recibir buena aceptación en la botánica medicinal occidental.

Investigaciones científicas: En comparación con el ginseng asiático, el tienchi es relativamente nuevo en los estudios científicos. Solo hay registrados unos cuatrocientos o quinientos estudios, alrededor de 240 de ellos en la base de datos en línea Medline. Sin embargo, se le han encontrado los mismos ginsenósidos (aunque menos) que en el ginseng asiático.

En cientos de estudios, los investigadores han hallado consistentemente que los ginsenósidos tienen efectos farmacológicos activos en los sistemas cardiovascular, endocrino y nervioso central. Se ha determinado que los ginsenósidos tienen efectos anticancerígenos a través de diferentes mecanismos, ya sea por efectos citotóxicos directos o por inducción de diferenciación e inhibición de la metástasis. Los ginsenósidos y notoginsenósidos también tienen una serie de acciones específicas en el sistema nervioso central y el cerebro. El ginsenósido Rg1, por ejemplo, modula la neurotransmisión y evita los déficits de memoria inducidos químicamente mediante el aumento de la actividad colinérgica. Ese mismo compuesto también tiene efectos inmunomoduladores, al aumentar las respuestas inmunitarias tanto humorales como mediadas por las células.

Numerosos estudios *in vivo* en China han demostrado que el tienchi tiene profundos efectos positivos sobre el sistema cardiovascular, especialmente en el tratamiento del infarto del miocardio, la angina de pecho y el estrechamiento de los vasos sanguíneos. Otras pruebas arrojaron que acorta el tiempo de coagulación de la sangre y es un fuerte antiinflamatorio.

Ensayos clínicos en pacientes con enfermedad de las arterias coronarias reportaron mejoras significativas con el uso de esta hierba y la angina de pecho disminuyó en frecuencia e intensidad. Otros ensayos clínicos para tratar la hemoptisis (sangre procedente de los pulmones) también resultaron eficaces, y lograron la detención completa de la hemorragia interna. Tanto la hematuria (coágulos de sangre por lesiones en la cabeza) como la hemorragia intraocular han respondido al uso de esta planta en ensayos clínicos. La hierba es excepcionalmente buena si hay coágulos de sangre como resultado de una lesión traumática.

Se ha expresado cierta preocupación sobre el uso de esta hierba medicinal como suplemento androgénico debido a la presencia de ginsenósidos Rg1, un fitoestrógeno extremadamente potente. A pesar de que ese compuesto *está* presente en la planta, cuando se usa la planta completa como un suplemento, no causa resultados estrogénicos porque hay decenas de otros compuestos involucrados, no solo este. Hay un efecto sinérgico que se produce cuando la hierba se toma en su conjunto.

El uso clínico ha sido coherente. La hierba aumenta los niveles de energía, aumenta la claridad mental, ayuda con la libido, la erección, la motilidad del esperma y la vitalidad.

Dosis recomendada: Tintura de 1:5, 30 gotas (1,5 ml o ⅜ de cucharadita) tres veces al día. En condiciones de agotamiento severo, la dosis puede duplicarse, pero los efectos secundarios deben supervisarse. Nota: para la salud masculina, como un agente contra el cansancio y para mejorar la testosterona, prefiero combinar el tienchi con el ginseng asiático. Yo generalmente uso una combinación de tienchi (tinturado 1:5, al 70% de alcohol) y tintura de ginseng asiático, en partes iguales, y tomo ⅓ de cucharadita al día disuelta en agua.

Efectos secundarios y contraindicaciones: El ginseng tienchi puede producir reacciones alérgicas en un pequeño porcentaje de quienes lo usan; por lo general, una especie de sarpullido, urticaria pápulas rojas, picazón y enrojecimiento de la piel. En muy raras ocasiones puede presentarse anafilaxia leve, dolor o inflamación abdominal y diarrea.

Las altas dosis de ginseng tienchi pueden causar nerviosismo, insomnio, ansiedad, dolor de pecho, dolores de cabeza, presión arterial alta e inquietud. La planta estimula las glándulas suprarrenales a producir esteroides catabólicos como la adrenalina y el cortisol.

Su consumo debe suspenderse al menos siete días antes de una cirugía porque el ginseng puede reducir el nivel de glucosa en la sangre y actúa como un anticoagulante. No debe utilizarse durante el embarazo debido a que algunos de sus componentes pueden pasar de la leche materna a los niños lactantes. (Estas situaciones se corrigen una vez que se interrumpe el consumo de la planta). No debe usarse por los adolescentes varones, ya que puede interferir con la producción normal de testosterona en el cuerpo. Tampoco debe utilizarse por personas con exceso androgénico.

Interacciones con otras hierbas o medicamentos: No debe emplearse con agentes anticoagulantes como la warfarina porque puede disminuir su eficacia. Pudiera —y probablemente lo hará— aumentar los efectos de los estimulantes de tipo anfetamínico, incluida la cafeína. No se debe utilizar con el haloperidol, un antipsicótico, porque pudiera incrementar sus efectos. El tienchi puede bloquear los efectos de la morfina, y su uso con inhibidores de la MAO, como la fenelzina, puede causar síntomas como dolores de cabeza, episodios maníacos y temblores.

Eleutero, también conocido como ginseng siberiano (*Eleutherococcus senticosus, Acanthopanax senticosus*)

Familia: Araliáceas

Nombres comunes: Ginseng siberiano, eleutero, ci-wu-jia (China), arbusto del diablo, "no me toques" (Rusia).

Partes que se usan: La capa exterior de la raíz, toda la raíz y la corteza.

Cultivo: De semillas.

Colecta y hábitat: El ginseng siberiano, un arbusto resistente y agresivo, de 3 a 15 pies de altura, crece en varias partes de China, Rusia, Corea, e incluso en las islas del norte de Japón. Está cubierto de espinas y tiene una presencia agresiva e intimidante que ha dado lugar a algunos de sus nombres comunes en Rusia: "no me toques" y arbusto del diablo.

Debido a su popularidad como planta medicinal, se está sembrando en grandes cantidades en Estados Unidos y ya ha comenzado a escapar de su cautiverio. Pronto será, al igual que otros productos medicinales importantes, entre ellos la *Fallopia japonica,* una mala hierba violenta, con propiedades desconocidas para aquellas personas a las que tanto irrita.

La corteza se extrae generalmente a finales del verano o en otoño, y las raíces a finales del otoño, cuando la planta se vuelve inactiva. En China solo se utiliza la corteza, o la capa externa de la raíz mientras que en Rusia se utiliza la raíz entera. En Estados Unidos se tiende a seguir el ejemplo de Rusia y se usa la raíz entera. Cuando se ha comprado la raíz, por lo general ha sido cortada y tamizada o preparada en polvo según los estándares de la industria. La adulteración de las importaciones chinas es un problema. El eleutero que se cultiva en América del Norte es generalmente más fiable.

Efectos: Como andrógeno leve, adaptógeno, contra el estrés, tónico para el sistema inmune (o estimulante, según la preparación), como reactivador del sistema inmune (aumenta la inmunidad innata), adyuvante inmunológico, tónico suprarrenal, aumenta la resistencia contra una serie de patógenos, cardiotónico, antirreumático, aumenta el flujo sanguíneo cerebral, dilata los vasos sanguíneos y es un inhibidor de las MAO. Está indicado especialmente para las personas con piel pálida y poco saludable, el cansancio y la depresión.

Composición química: Trece eleuterósidos diferentes, seis senticósidos diferentes, polisacáridos pes-A y pes-B, maltosa alfa, beta-caroteno, beta-maltosa, beta-sitosterol, ácido betulínico, ácido caféico, éster etílico del ácido caféico, aldehído coniferílico, cobre, cumarina-x, d-galactosa, d-glucosa, caucosterina, eleuterococo, EO, glicanos, isofraxidina, ácido oleanólico, pectina, resina, saponinas, sesamina, alcohol sinapílico, sacarosa, diglicósido de siringaresinol, siringina y vitamina E.

Sobre el eleutero: Aunque se ha usado en China desde hace ya varios miles de años, el eleuterococo (o ginseng siberiano, como muchas personas aún prefieren llamarlo) fue utilizado inicialmente por los chinos para los espasmos. Se hizo famoso como tónico inmune y adaptógeno gracias a la intensiva investigación de Rusia en la segunda mitad del siglo XX (y ahora ha viajado a China como una planta adaptógena).

Uso ayurvédico: Desconocido.

Medicina tradicional china: El eleutero se ha utilizado en la medicina china desde hace más de 2.000 años. Se considera bueno para la energía vital, para fortalecer el bazo y el riñón, problemas del yang en el bazo y el riñón, y para la estabilización de energía.

Usos en la botánica occidental: Un desconocido hasta que los investigadores rusos lo trajeran a la fama a finales del siglo XX. Ahora, es un elemento básico de la farmacopea herbaria occidental.

Investigación científica: El eleutero contiene dos sustancias androgénicas conocidas: eleuterósido-B-1 y eleuterósido-E. Investigaciones preliminares sobre los efectos de la hierba en la salud reproductiva masculina han demostrado que aumenta el peso de la próstata y las vesículas seminales en ratas castradas (118% y 70%, respectivamente) y que también evita la atrofia de la próstata y las vesículas seminales si se les administra a las ratas antes de la castración. Esencialmente, el eleutero puede mantener los niveles de andrógenos masculinos suficientemente altos, al punto que cuando la fuente primaria de testosterona se pierde por la castración, el resto de los órganos sexuales permanecen normales.

Varios ensayos clínicos han mostrado un significativo aumento de la actividad inmunológica, incluidos aumentos significativos de las células que componen el sistema inmune, específicamente los linfocitos T (cooperadores/inductores, citotóxicos y células asesinas naturales). Las pruebas de esta planta han demostrado repetidas veces que aumenta la capacidad del ser humano para resistir condiciones adversas, aumenta el estado de alerta mental y mejora el rendimiento. Las personas que consumen la planta reportan sistemáticamente menos enfermedades que los que no la toman. Parte de su poder es su capacidad para actuar como un estimulante tónico sobre las glándulas suprarrenales. Normaliza la actividad suprarrenal y aleja la acción suprarrenal de una dinámica cortisol/catabólica para acercarla a una orientación DHEA/anabólica. Básicamente, esto reduce el estrés y normaliza el funcionamiento fisiológico en el cuerpo.

En un ensayo clínico en Rusia, se les dio la planta a 2 100 adultos sanos y se halló que enfrentaban mejor las condiciones estresantes. Mostraron una mayor capacidad para realizar trabajos físicos, soportar el mareo por movimiento, y trabajar con rapidez y precisión a pesar de estar en un entorno ruidoso. También aumentó su capacidad de corregir documentos con precisión y de adaptarse a diversas tensiones físicas, como los lugares elevados, el calor y los ambientes con poco oxígeno.

Otro estudio ruso con 13 000 trabajadores de la industria automotriz encontró que aquellos que usaron la planta medicinal reportaron un 40 por ciento menos de infecciones respiratorias de lo normal en su grupo.

Otros estudios han demostrado que aumenta la alerta mental, mejora la concentración y aumenta la transmisión de los impulsos nerviosos en el cerebro.

Se ha hallado que el *Eleutherococcus senticosus* y una especie afín, *E. chiisanensis,* combaten fuertemente la toxicidad hepática y protegen el hígado *in vivo* contra la toxicidad hepática CCL4 inducida. (En otras palabras, protegen fuertemente al hígado del daño causado por las toxinas y productos químicos.) Además, se ha descubierto que estimula significativamente la regeneración hepática en animales a los cuales se les han extirpado quirúrgicamente partes del hígado.

Debido a que esta planta es un inhibidor de la MAO, también es útil en casos de depresión, una condición que a menudo viene acompañada de un sistema inmunológico severamente empobrecido y enfermedades hepáticas crónicas.

Estos efectos generales hacen del eleutero una buena hierba para los hombres que experimentan una disminución de la libido, pérdida de energía o problemas con los niveles de andrógenos en la mediana edad.

Dosis recomendada: En la mayoría de los estudios rusos se usó una tintura de 1:1 con 30 a 33 por ciento de alcohol. Generalmente, los rusos administraron dosis de 2 a 16 ml entre una y tres veces al día durante sesenta días, con un período de descanso intermedio de dos a tres semanas. Los pacientes enfermos recibieron menos: de 0,5 a 6 ml de una a tres veces al día durante tres días y luego un período de descanso intermedio de dos a tres semanas. Con este tipo de dosis, los investigadores rusos vieron respuestas en unos pocos días o incluso horas de la administración. Algunas de las empresas estadounidenses que utilizan el enfoque de Rusia para hacer tinturas también prefieren estandarizar sus fórmulas para lograr un contenido específico de eleuterósidos. Las tinturas que, al igual que las formulaciones rusas, son 1:1 o 1:2 tienen color negro (en contraste con un color oro para formulaciones de 1:5). Recuerde buscar una tintura negra para asegurarse de que se trata de una formulación 1:1 o 1:2.

Sugiero el producto hecho por Herb Pharm, la única empresa que conozco que realmente supera las especificaciones rusas. Su fórmula es una tintura de 2:1 (dos partes hierba por una de líquido) en lugar de una tintura de 1:1. Durante los primeros treinta a sesenta días tome una cucharadita de la tintura tres veces al día, y la última a las 4 p.m. Esta cantidad se puede incrementar si es necesario. Descontinúe la planta durante dos semanas. Repita el proceso si es necesario. Si los síntomas disminuyen después de usar la variante rusa y la función inmune mejora, el tipo de formulación usada puede cambiarse a una forma encapsulada o una tintura 1:5 agua/alcohol (una parte de hierba medicinal, cinco partes líquido). Ambas formulaciones son más débiles que el enfoque ruso.

En forma encapsulada, sugiero una cápsula de 450 mg de una formulación estandarizada a 0,8 por ciento de eleuterósidos B y E, en particular cápsulas de la marca Nature's Way, que contienen 250 mg de extracto estandarizado y 200 mg de la hierba medicinal entera. Tomar dos cápsulas cuatro veces al día durante los ocho a doce meses de tratamiento.

Preparados alternativos: Aunque prefiero la formulación rusa para mejorar el nivel de andrógenos y para el tratamiento de enfermedades crónicas graves como la borreliosis de Lyme y la fatiga crónica, generalmente uso y escojo para las personas con agotamiento general y cansancio una tintura más débil, al igual que muchos herbolarios estadounidenses. Las personas con estas condiciones deben tomar un gotero lleno (30 gotas) de una tintura 1:5 en 60 por ciento de alcohol, entre una y tres veces al día durante un año como máximo. En mi experiencia, ese patrón en la dosis y el uso es menos estimulante y los efectos a largo plazo son mejores. El cuerpo utiliza gradualmente la planta para reconstruirse a sí mismo, y la planta actúa más como un tónico a largo plazo y rejuvenecedor que como un estimulante activo. Con este tipo de tintura no es necesario hacer una pausa cada uno o dos meses, ni he visto ninguno de los efectos secundarios que pueden ocurrir con la fórmula rusa más fuerte.

Los chinos, mucho menos inclinados a la tintura, utilizan 4,5 a 27 gramos, a menudo como una decocción o en polvo.

Las tinturas, los comprimidos y las cápsulas están ampliamente disponibles en las tiendas naturistas y en Internet.

Para aumentar los niveles de andrógenos: Si su libido y los niveles de energía son bajos, entonces la fórmula rusa será la forma más efectiva. El producto de Herb Pharm es el mejor en ese caso.

Efectos secundarios y contraindicaciones: El eleutero, en general, no es tóxico en lo absoluto y los rusos han dicho que toman dosis excepcionalmente altas durante incluso veinte años sin reacciones adversas. La fórmula menos fuerte de 1:5 rara vez ocasiona algún efecto secundario. La mayoría de los efectos secundarios se refieren a las fórmulas de 1:1 o 1:2, e incluso con estas formulaciones la mayoría de las personas no experimenta efectos secundarios.

Contraindicado en el embarazo. Puede causar insomnio e hiperactividad si se usa la formulación más fuerte de Rusia, especialmente cuando se toma en grandes dosis, con cafeína o al final de la tarde o por la noche. Un número muy pequeño de personas han experimentado diarrea transitoria. Puede aumentar temporalmente la presión sanguínea en algunas personas. Esto tiende a volver a la normalidad en pocas semanas. Las personas con presión arterial muy alta deben tener precaución, especialmente si se combina con otros antihipertensivos como el regaliz. Con el uso excesivo extremo se produce tensión e insomnio.

Interacciones con otras hierbas o medicamentos: Las fórmulas1:1 o 1:2 no deben ser utilizadas por las personas que estén tomando digoxina o sedantes, especialmente barbitúricos como el pentobarbital.

Raíz de ortiga (*Urtica dioica*)

Familia: Urticáceas

Partes usadas: La raíz se emplea para aumentar los niveles de testosterona y de salud de la próstata, la planta se usa para la gota, la planta y su "aguijón" para la artritis, y las semillas para los riñones.

Colecta y hábitat: Las ortigas crecen en todo el mundo. La raíz se puede recolectar en cualquier momento, pero a menudo se recoge en la primavera antes de que las ortigas y sus picaduras sean mucho mayores. La planta se colecta generalmente a principios o finales de la primavera, casi siempre antes de la polinización. Las semillas se recolectan cuando están maduras.

Efectos: Tónico sexual masculino, nutritiva, astringente, diurética, antirreumática, contra la gota, inhibidora de la globulina fijadora de hormonas sexuales (SHBG, por su sigla en inglés), antiaromatasa.

Componentes químicos: La ortiga contiene una serie de potentes componentes químicos que o bien son exclusivos de esta planta, son únicos en esas cantidades o únicos en esas combinaciones. Se destacan la histamina, ácido fórmico, acetilcolina, 5-hidroxitriptamina, varios glucoquinones y el inhibidor de la aromatasa (10E, 12Z) de ácido 9 hidroxi 10,12 octadecadienoico. La ortiga también es excepcionalmente alta en vitaminas y minerales, incluyendo zinc, y contiene más proteínas que cualquier otra planta terrestre.

Los componentes de la ortiga son extensos: 2-metilheptano- (2) -uno- (6), 5-hidroxitriptamina, ácido acético, acetofenona, acetilcolina, alfa-tocoferol, arseniuro de aluminio, ácido ascórbico, betacaroteno, betaína, boro, bromo, ácido butírico, cadmio, ácido caféico, calcio, hidratos de carbono, celulosa, cloro, clorofila, colina, cromo, cobalto, cobre, grasa, ácido ferúlico, flúor, folacina, ácido fórmico, glicerol, histamina, hierro, coproporfirina, plomo, lecitina, ácido linoleico, ácido linolénico, licopeno, magnesio, manganeso, mercurio, molibdeno, mucílago, niacina, níquel, nitrógeno, ácido oleico, ácido p-cumárico, ácido palmítico, ácido pantoténico, fósforo, potasio, proteína, protoporfirina, riboflavina, rubidio, escopoletina, selenio, serotonina, SFA, silicio, sitosterol, glucósido de sitosterol, sodio, azufre, tiamina, estaño, violaxantina, epóxido de xantofila y zinc.

Sobre la ortiga y la raíz de ortiga: Oriunda de Europa y Estados Unidos, la ortiga se ha utilizado ampliamente durante miles de años en todas sus regiones nativas como parte esencial de la atención herbaria. Es a menudo una de las primeras plantas disponibles a principios de la primavera y ha tenido un lugar primordial en la práctica popular como uno de los tónicos primaverales más fiables y curativos que se conozcan.

Uso ayurvédico: Poco frecuente y no es parte de la práctica ayurvédica tradicional debido a que es principalmente una hierba europea. Se ha utilizado en la India solo después de su introducción desde Europa. Aunque se usa rara vez, sus aplicaciones son similares a las de la práctica popular europea.

Medicina tradicional china: No es parte de la medicina tradicional china.

Uso en la botánica occidental: Se ha usado desde los albores de la humanidad.

Investigación científica: De gran importancia en el mejoramiento de los niveles de testosterona, en ensayos con seres humanos se ha descubierto que la raíz de ortiga inhibe la unión de la dihidrotestosterona (DHT) con la globulina fijadora de hormonas sexuales (SHBG, en inglés), lo que mantiene más altos los niveles corporales de andrógenos. En otros estudios con humanos y en un gran número de estudios *in vitro* con células humanas se ha encontrado una inhibición general de la unión con la SHBG. La raíz de ortiga posee también una fuerte acción antiaromatasa, interfiere con la conversión de testosterona a estradiol. Esto se ha determinado en la placenta humana, en estudios con animales e *in vitro*. La raíz de ortiga se indica específicamente para los que sufren tanto de HBP (hiperplasia benigna de próstata) como de niveles bajos de testosterona.

La raíz de ortiga posee acciones tónicas de gran alcance para la próstata. Se ha utilizado para el tratamiento de la HBP y la prostatitis en al menos 30 estudios clínicos. El número de participantes en los estudios varió de tan solo veinte hombres a tantos como 5 400. En los hombres con HBP en las fases entre I y III, la raíz de ortiga redujo consistentemente la nicturia (micción nocturna), mejoró la salida de la orina, disminuyó la orina que quedaba en la vejiga después de la micción y disminuyó el tamaño de la próstata. Su uso también dio lugar a puntuaciones significativamente más bajas en el cuestionario de la Escala Internacional de Síntomas Prostáticos (International Prostate Symptom Score, IPSS en inglés), que evalúa en siete áreas el grado de impactos negativos que causa la inflamación de la próstata en la micción, además de la calidad de vida en general. Varios de los ensayos fueron doble ciego, cruzados controlados y con placebo.

Unos cuantos ejemplos:

Entre 61 y 83 por ciento de los 5 492 hombres que utilizaron 1 200 mg diarios de raíz de ortiga entre tres y cuatro meses experimentaron un alivio significativo en los síntomas de HBP.

En veintiséis hombres que utilizaron 1 200 mg de raíz de ortiga diarios, el volumen de la próstata se redujo en un 54 por ciento y el volumen residual de orina en un 75 por ciento.

Setenta y nueve hombres que usaron 600 mg de raíz de ortiga diariamente durante sesenta y ocho semanas (16 meses) encontraron que el flujo de orina aumentó significativamente y el tiempo de la micción disminuyó significativamente.

Veinte pacientes que utilizaron una combinación de raíz de ortiga y saw palmetto —o palma enana americana— en un ensayo aleatorio controlado con placebo, doble ciego, encontraron que su flujo urinario mejoró de manera significativa en comparación con el placebo. Sus resultados en la Escala Internacional de Síntomas Prostáticos se redujeron de 18,6 a 11,1 y con el uso continuado descendieron hasta el 9,8. El estudio encontró que el uso continuado de esas plantas aumenta la contracción de la próstata y mejora la salud de la próstata. El mismo estudio comparó 489 hombres con otros que usaban finasterida (Proscar) durante un período de cuarenta y ocho semanas y detectó que los resultados de la Escala Internacional de Síntomas Prostáticos descendieron de manera similar en ambos grupos, pero que los hombres que usaron extractos de hierbas sufrieron menos efectos secundarios.

En una serie de estudios se realizaron biopsias por punción para descubrir exactamente lo que estaba ocurriendo en las próstatas de los hombres que tomaban la raíz de ortiga. Los investigadores encontraron que la raíz de ortiga redujo la actividad de las células del músculo liso en la próstata, causó la contracción del tejido epitelial o glandular y aumentó las secreciones epiteliales.

Se ha determinado que la raíz de ortiga es antiinflamatoria (tanto para la próstata como para otros tejidos), inhibe la producción de SHBG, inhibe la unión de la DHT a la SHBG y es antiaromatasa (inhibe la conversión de testosterona a estradiol).

Dosis recomendada: La dosis varía dependiendo de qué tipo de preparación de ortiga se compre.

La dosis en cápsulas oscila entre 300 y 1 200 mg diarios de raíz de ortiga durante tres a doce meses en la mayoría de los ensayos clínicos. En general, esta es la forma preferida para mantener la salud reproductiva masculina.

La dosis con la tintura es de 30 a 150 gotas (de 1 a 5 goteros completos, ⅜ a 2 cucharaditas) diarias de una infusión al 45 por ciento de alcohol/agua entre uno y doce meses.

Asegúrese de comprar cápsulas y tinturas que se obtengan a partir de la raíz de ortiga y no de la planta, ya que cada una se usa para tratar diferentes padecimientos.

Efectos secundarios y contraindicaciones: Ocasionalmente se han reportado efectos secundarios leves con la raíz, por lo general leves malestares gastrointestinales. Con la planta solo se han observado efectos secundarios ligeros, incluyendo afecciones de la piel tales como erupciones cutáneas e hinchazón leve. En Physicians' Desk Reference for Herbal Medicines [Guía de referencia médica de las medicinas herbarias] se enumera una contraindicación para la planta en casos de personas con retención de líquidos relacionada con la reducción de las funciones cardíaca o renal. No hay contraindicaciones con el uso de la raíz.

Interacciones con otras hierbas o medicamentos: Existe una ligera posibilidad de que el uso de la raíz de ortiga disminuya los efectos de los anticoagulantes.

Tribulus *(Tribulus terrestris)*

Familia: Zigofiláceas

Nombres comunes: Tribulus, abrojo, roseta, encogeperros, cabeza de gato, espina del diablo, mala hierba del diablo, cabeza de cabra, ji li (China), gokru (India) y una variedad de nombres insultantes y epítetos locales, según la ubicación y el grado de daño a las personas y los bienes materiales.

Partes empleadas: Por lo general, se utiliza la fruta seca, sobre todo para mejorar la fertilidad, aunque la hoja de la planta y la raíz también son eficaces.

Colecta y hábitat: El tribulus es una planta de aspecto desagradable, baja y relativamente pequeña que se expande como una maleza de forma natural en Asia a través de las zonas tropicales y subtropicales, y llega hasta África y Australia. Se ha radicado con facilidad en muchas partes del mundo, especialmente en California y partes del oeste de Estados Unidos. La raíz puede recolectarse en cualquier momento, la planta cuando ha crecido lo suficiente y el fruto cuando está maduro.

Efectos: Tónico urinario y reproductor, antilítico (evita o reduce los cálculos renales), hipotensor, diurético, emoliente, afrodisíaco, estimulante de la producción de DHEA y tónico cardíaco para la angina de pecho. Los tallos son considerados como un astringente fiable.

Composición química: Los frutos contienen una serie de alcaloides y saponinas, parte ellos esteroides por su naturaleza. Algunos investigadores consideran que los componentes activos son unos compuestos denominados saponinas de furostanol. El tiempo lo dirá, porque la planta está repleta de compuestos activos. Estos incluyen betasitosterol, campesterol, 25-D-espirosta-3,5-dieno, ácido aspártico, astragalina, calcio, ácido clorogénico, cracilina, daucosterol, desoxidiosgenina, diosgenina, gitogenina, ácido glutámico, harmano, harmina, hecogenina, kaempferol, kaempferol-3-0-glucósido, rutinosida de kaempferol-3-0, kaempferol-3-beta-D-glucósido, ácido linoleico, neogitogenina, glucopiranósido neohecogenina, ácido oleico, ácido palmítico, protodioscina, quercetina, ruscogenina, rutina, saponósido-c, ácido esteárico, estigmasterol, terrestrosido, tribulosido, tribulosina y otros.

Sobre el tribulus: El tribulus es considerado una maleza nociva por muchos occidentales, especialmente los australianos. Los asiáticos parecen ser más comprensivos, tal vez debido a su largo uso en la medicina tradicional de la región. Conocido en inglés como "puncture vine" (vid perforante), las semillas espinosas son despiadadas y casi imposibles de extraerlas de la piel. Pueden aguijonear con la misma impunidad los pies de las personas, las patas de los animales y los neumáticos de una bicicleta.

Uso en la medicina ayurvédica: En la práctica tradicional ayurvédica y Unani, el tribulus se ha utilizado durante al menos tres mil años para el tratamiento de cálculos renales, para aumentar la producción de orina y semen, y como afrodisíaco.

Medicina tradicional china: Usado por alrededor de cuatrocientos años en la medicina china, el tribulus se emplea para dolores de cabeza, vértigo, mareos, para los ojos enrojecidos, hinchados y adoloridos, el lagrimeo ocular, lesiones en la piel, la picazón y la urticaria, la impotencia, espermatorrea y el dolor en la región lumbar.

Uso en la botánica occidental: Los occidentales, que llegaron unos tres mil años después que los médicos de la India y usan un enfoque totalmente diferente, están descubriendo que la planta es útil para: reducir los cálculos renales, aumentar la producción de orina, aumentar la producción de esperma y la motilidad de los espermatozoides, y aumentar el deseo y el rendimiento sexual. Las acciones del tribulus en las membranas mucosas del tracto urinario son tonificantes, astringentes y antibacterianas, una acción similar a la del buchu y la uva ursi o uva de oso, otros dos conocidos tónicos del sistema urinario.

Investigación científica: Los estudios han demostrado que el tribulus aumenta los niveles séricos de hormona luteinizante (HL), que conduce a niveles más altos de testosterona. Algunos estudios han detectado un aumento constante del deseo sexual en los hombres que consumen la hierba. Y sin embargo, otros muestran un aumento significativo de DHEAS (una forma ligeramente diferente de la DHEA) en la orina de los hombres tras usar el tribulus durante tres semanas. En general, el tribulus es una hierba útil para aumentar los niveles de testosterona y reequilibra la relación andrógeno/estrógeno. Está indicado especialmente si usted sufre de un recuento bajo de espermatozoides y baja motilidad de espermatozoides (o disfunción eréctil), así como reducidos niveles de testosterona en suero. Esta planta muestra un profundo impacto en la salud reproductiva masculina, especialmente en la producción de espermatozoides y su motilidad.

Los estudios clínicos han demostrado que entre el 50 y el 80 por ciento de las personas que usan preparados estandarizados de tribulus experimentan un aumento significativo en la motilidad y producción de esperma. Un estudio mostró que tomar 500 mg de tribulus tres veces al día durante sesenta días incrementa de forma significativa la producción de espermatozoides en hombres diagnosticados con oligospermia idiopática (hombres que no muestran espermatozoides en el semen sin causa aparente). La libido, la erección, la eyaculación y el orgasmo aumentaron significativamente en el 80 por ciento de los hombres. Otro estudio controlado doble ciego mostró marcados aumentos en la motilidad de los espermatozoides con las correspondientes disminuciones en los espermatozoides inmóviles. Otros numerosos estudios han arrojado resultados similares. Se ha detectado que el tribulus aumenta la producción de HL, de la hormona estimulante del folículo (FHS, en inglés) y, curiosamente, del estradiol en las mujeres y la testosterona en los hombres, pero no viceversa. Esto indica que es un adaptógeno y tónico del sistema reproductivo en general, en lugar de ser específico para un género. La hormona folículo estimulante es fundamental para la producción de esperma. Es compatible con las células de Sertoli de los testículos, y estimula la producción y maduración de los espermatozoides. En la sección dedicada al tribulus en la bibliografía se puede encontrar un listado de los estudios pertinentes.

Dosis recomendada: Un grupo de investigadores y médicos creen que esta hierba medicinal debe estandarizarse usando lo que ellos llaman contenido de saponina furostanol, y algunas empresas lo hacen agregando entre el 40 y el 45 por ciento de furostanoles. Está disponible en una serie de marcas, como Tribestan, Trilovin y Libilov, y se puede encontrar fácilmente en Internet y en muchas tiendas de alimentos naturales. La dosis habitual para la infertilidad es de entre 250 y 500 mg tres veces al día, durante dos a tres meses (o según las indicaciones).

Los frutos también pueden ser utilizados (lo han sido durante miles de años) en infusión o decocción en polvo, de 1,5 a 3 gramos diarios.

Efectos secundarios y contraindicaciones: Las ovejas y las cabras no responden bien a esta hierba medicinal. A veces la planta puede infectarse con un hongo durante el almacenamiento. Esto se puede evitar si usted cosecha la planta o si compra un preparado comercial estandarizado. No se conoce que la planta en sí cause reacciones adversas en las personas y no hay contraindicaciones para su uso.

Interacción con otras hierbas o medicamentos: Ninguna que se conozca.

5 Suplementos para aumentar los niveles de testosterona

*¿Cuáles son los daños colaterales de la probeta del
farmacéutico?*

DALE PENDELL

Los fabricantes farmacéuticos están entre los creadores originales de
los andrógenos suplementarios, ahora comúnmente conocidos como
esteroides anabólicos. Inicialmente, hubo un gran entusiasmo entre los
médicos y atletas (levantadores de pesas y fisicoculturistas en particular),
y los esteroides farmacéuticos se prescribían ampliamente. Por desgracia,
muchas de las personas que utilizaron esteroides sintéticos (propionato
de testosterona, cipionato de testosterona enantato de testosterona,
undecanoato de testosterona, y otros) se enfermaron seriamente unos
años más tarde y algunos murieron por enfermedades del hígado o
cáncer. Los impactos negativos de estos esteroides artificiales son el
resultado de la forma en que se producen.

Como sucede con muchos productos farmacéuticos sintéticos,
la molécula natural —la testosterona en este caso— se altera justo lo
suficiente (que sea más duradera, más asimilable o más potente) para poder
obtener una patente. Básicamente, lo que hacen los fabricantes es agregar
una molécula extra a la molécula de testosterona. Al igual que con todos

los productos farmacéuticos sintéticos, el cuerpo humano toma lo que ya conoce a través de su larga historia evolutiva (en este caso, la molécula de testosterona), la separa de las estructuras moleculares alienígenas, utiliza la testosterona y se queda con el problema de tratar de deshacerse de los fragmentos moleculares restantes. Estos fragmentos moleculares restantes son a menudo procesados en el hígado y constituyen la causa de la toxicidad asociada con los esteroides anabólicos. Como comenta el Dr. Jonathan Wright, coautor de *Maximize Your Vitality and Potency for Men Over 40 [Cómo maximizar la vitalidad y potencia en los hombres mayores de 40 años]*: "Llámelos como quiera, los medicamentos que imitan hormonas definitivamente no son hormonas y *nunca* funcionan exactamente igual que las hormonas naturales".[1]

Debido a la toxicidad de las hormonas artificiales, muchas personas comenzaron a explorar el uso de las hormonas naturales, que no poseen la toxicidad de los fármacos esteroides anabólicos sintéticos. Las alternativas que se encontraron fueron sustancias *naturales* que promueven la producción de hormonas, algo que los medicamentos sintéticos no pueden hacer. Por desgracia, la mayoría de estos suplementos androgénicos naturales, *idénticos* a las hormonas producidas en el cuerpo humano, se declararon ilegales en Estados Unidos en enero de 2005 con la aprobación de la Ley de control de esteroides anabólicos, supuestamente para evitar que los niños los compraran. A pesar de tener un historial excepcionalmente seguro, las quejas sobre el uso de las prohormonas en los deportes estimularon una forma de puritanismo más agresiva de lo normal en el Congreso y la presidencia.

De los suplementos pregnenolona, DHEA, zinc, vitamina B₅, androstenediona y DHT, solo los primeros cuatro son todavía legales como suplementos individuales en Estados Unidos. Se incluye aquí información sobre la androstenediona porque es uno de los componentes que se encuentran en el polen del pino y tiene sentido entender su función para la salud del hombre. La información sobre la DHT se incluye debido a la mala difusión que ha recibido en la prensa. La información negativa sobre la DHT que prevalece en la cultura estadounidense actual, su impacto en el crecimiento de la próstata y la salud masculina en general, es incorrecta. Este es un pequeño intento de comenzar a rectificar el problema. Como el colesterol, la DHT está siendo demonizada, pero, finalmente, se entenderá que es de una importancia vital para la salud masculina. De hecho, los supresores de DHT pueden, como los supresores de colesterol, causar más daños que beneficios.

Los suplementos enumerados en este capítulo incrementan los niveles de testosterona en la sangre y ayudan a restablecer un balance saludable de andrógenos/estrógenos. Algunos hombres prefieren usar testosterona en forma de inyecciones, parches, implantes, cremas o pastillas sublinguales, en lugar de precursores de la testosterona o andrógenos naturales como los que se presentan a continuación. Si desea obtener más información sobre ese tema, los dos mejores libros son *Cómo aumentar la vitalidad y potencia en los hombres mayores de 40 años* y *The Testosterone Syndrome [El síndrome de la testosterona]*, de Eugene Shippen y William Fryer.

Cuando adquiera suplementos androgénicos naturales, debe asegurarse de obtener productos de grado farmacéutico puro solamente. Muchos de estos suplementos están hechos a partir del ñame salvaje mexicano (*Dioscorea spp.*) y se ha creado cierta confusión como resultado. Algunas personas recomiendan el uso del ñame silvestre como precursor de esteroides; sin embargo, el cuerpo humano no puede transformar los compuestos del ñame silvestre en testosterona ni en ninguno de los precursores de esta. El ñame silvestre es completamente ineficaz como hormona "natural" para hombres o mujeres, a menos que sus compuestos sean extraídos y alterados o procesados químicamente en un laboratorio.

Suplementos para aumentar los niveles de testosterona

Pregnenolona: 50–100 mg diarios

DHEA: 25–50 mg diarios

Zinc: 20–60 mg diarios

Vitamina B$_5$: 100–500 mg diarios

Pregnenolona

La pregnenolona es el primer metabolito del colesterol; es decir, lo primero en lo que se convierte el colesterol. Por lo tanto, es la principal hormona esteroide (tanto en mujeres como hombres) a partir de la cual se producen todas los demás. Por esta razón, a veces se llama una prohormona de esteroides o la "madre". A pesar de ser reconocida como un importante metabolito esteroide de colesterol, no se ha investigado mucho cómo la pregnenolona aumenta los niveles de andrógenos. Aunque comúnmente muchas personas la utilizan con ese fin, no se sabe si de hecho lo hace. El efecto primario de la pregnenolona que casi todos reconocen es que parece mejorar el funcionamiento mental. Mejora el humor y agudiza levemente la memoria y los sentidos. Un ensayo controlado con placebo ha demostrado que tomar 50 mg de pregnenolona diarios reduce a la mitad los niveles de fatiga general y esa reducción se mantiene durante al menos dos semanas. Se ha detectado que 50 mg de pregnenolona mejoran significativamente el rendimiento de los pilotos de aviones. También ha demostrado ser beneficiosa para combatir la artritis y la enfermedad de Alzheimer.

La pregnenolona también se utilizó ampliamente en la década de 1950 para el tratamiento de enfermedades del colágeno tales como lupus, artritis reumatoide, espondilitis anquilosante y esclerodoma, que afectan el colágeno en los huesos y los tejidos conectivos. Numerosos ensayos clínicos y estudios han demostrado su eficacia contra este tipo de condiciones con la consecuente disminución del dolor, más movilidad y menos rigidez.

Dosis recomendada: La dosis debe ser generalmente de 5 a 50 mg por día. La evidencia anecdótica indica que dosis tan altas como 500 mg al día en algunas ocasiones pueden ayudar a combatir la pérdida extrema de memoria y el cansancio mental (confusión mental) que se produce por el Síndrome de la fatiga crónica. Sin embargo, no se recomienda regularmente debido a los efectos secundarios de la pregnenolona.

Efectos secundarios: Estado extremo de alerta, irritabilidad, cambios de humor, dolores de cabeza e insomnio, especialmente con dosis altas, que *pueden agravarse notablemente con el consumo de café.* Reduzca la dosis o interrumpa el suplemento si se presentan esos efectos secundarios.

Dehidroepiandrosterona (DHEA)

La DHEA se ha estudiado intensamente en los últimos diez a veinte años. Se han publicado al menos diez libros sobre la DHEA que la incluyen junto a otros suplementos. Aunque en sí la DHEA solo es un andrógeno leve, es el precursor de la androstenediona y del androstenediol, que a su vez son los precursores de la testosterona, por lo que es esencial para la producción de testosterona. Además, ha mostrado notables efectos positivos en casi todos los órganos del cuerpo humano.

La DHEA es el esteroide más abundante en el torrente sanguíneo humano. La mayor parte (70 por ciento) se crea a partir del sulfato de DHEA (DHEAS). El cuerpo almacena DHEA en una forma más estable —como DHEAS— y la convierte en DHEA (y luego en otros andrógenos) cuando es necesario. Como sucede con la testosterona, los niveles de DHEA y DHEAS se reducen con el tiempo, pero con mucha más rapidez. Los niveles de DHEA alcanzan su punto más alto en un hombre alrededor de los veinticinco años de edad, luego se reducen alrededor de un 2 por ciento al año. Hacia los ochenta años solo queda entre el 10 y el 15 por ciento de los niveles que había a los veinte años. Los niveles normales de DHEA en la sangre son de 250 a 650 mcg por decilitro (alrededor de un décimo de un cuarto) de sangre, pero los niveles de DHEAS son entre quinientos y mil veces mayores. (La DHEA y DHEAS pueden considerarse intercambiables cuando se trata de sus efectos en la salud). Las personas con niveles de DHEA por debajo de 100 mcg por decilitro muestran consistentemente niveles más altos de cáncer, enfermedades del corazón, diabetes y artritis.

La mayor parte de la DHEA es sintetizada en las glándulas suprarrenales, un 10 por ciento se elabora en los testículos, mientras que el resto se produce en el cerebro, el corazón y el hígado. Debido a su síntesis en el cerebro, la DHEA también se considera un neuroesteroide y tiene impactos potentes en el sistema nervioso central y la función cerebral.

Contrario a las concepciones médicas anteriores, ahora se sabe que el cerebro puede sintetizar esteroides sexuales. Hasta cierto punto, esto se produce en respuesta a imágenes eróticas. El olfato también puede causar esos efectos. Esto ha sido demostrado en ratas, donde el olor de una hembra en celo lleva a un aumento significativo de la DHEA en el hipotálamo. (Los hombres expuestos a pequeñas cantidades de sudor de una mujer que se excita sexualmente también experimentan aumentos en la producción de testosterona.) Sin embargo, el cerebro crea potentes andrógenos por muchas razones que no tienen que ver con el sexo. También juegan un papel crucial en la memoria y en la actividad neural del cerebro y del sistema nervioso central, y la DHEA es un precursor esencial para la creación de andrógenos y estrógenos en el cerebro.

La DHEA también se metaboliza en los tejidos periféricos en andrógenos más activos y esos niveles nunca aparecen en la sangre. Básicamente, los tejidos periféricos del cuerpo humano producen andrógenos más activos a partir de la DHEA cuando los necesitan. Los tejidos periféricos en el cuerpo normalmente contienen todas las enzimas necesarias para convertir la DHEA en androstenediona y después en testosterona. Esto permite que los andrógenos potentes sean utilizados en el lugar donde más se necesitan y quizás explica cómo la DHEA es capaz de afectar muchas partes diferentes del cuerpo. En esencia, los andrógenos sintetizados a partir de la DHEA ejercen sus efectos dentro de las mismas células donde ocurre la síntesis, y esos andrógenos sintetizados rara vez se liberan a la sangre, por lo tanto nunca aparecen en los análisis de sangre. Las partes del cuerpo que participan en la síntesis de andrógenos utilizan mecanismos de retroalimentación biológica extremadamente sofisticados para determinar exactamente los niveles de andrógenos requeridos y luego hacen exactamente lo que necesitan usando la DHEA que normalmente circula en el cuerpo. Por lo menos entre un 30 y un 50 por ciento del total de andrógenos en los hombres se sintetiza en los tejidos periféricos justamente de esta manera. Las enzimas que se utilizan para esta síntesis de andrógenos (o conversión metabólica) y los precursores androgénicos básicos, especialmente DHEA, son, por lo tanto, absolutamente necesarios para la salud general.

Debido a que la DHEA puede ser convertida a los estrógenos estrona y estradiol, algunas personas sienten que la DHEA es un problema potencial cuando se usa en la terapia de reemplazo de andrógenos. Ninguna investigación ha indicado que esto ocurra, por lo que los niveles de estrógeno en los hombres no se ven afectados por ingerir DHEA. Por ejemplo, un estudio con hombres de sesenta a setenta años de edad que recibieron inyecciones intramusculares de DHEA mostró un incremento en los niveles de DHEA y androstenediona en la sangre. *No se encontraron cambios en sus niveles de estrona y estradiol.* Incluso con una dosis oral muy alta de 1 600 mg al día en hombres jóvenes sanos, los niveles de estrona, estradiol y de la globulina fijadora de hormonas sexuales (SHBG, en inglés) se mantuvieron estables.

Los suplementos de DHEA incrementan los niveles de DHEA en la sangre, así como la androstenediona y testosterona en suero. En un estudio, 25 mg de DHEA diarios por vía oral durante un año condujeron a niveles de DHEAS séricos y de testosterona más altos en un hombre joven que padecía de hipogonadismo (testículos con funcionamiento severamente bajo). En general, los suplementos de DHEA aumentan los niveles de andrógenos en los tejidos periféricos, aumentan la androstenediona en suero y mejoran el funcionamiento de la mayoría de los órganos y sistemas del cuerpo. Gran parte de las enfermedades crónicas asociadas con el envejecimiento masculino se pueden aliviar significativamente con suplementos de DHEA.

Se ha demostrado que el uso de la DHEA se asocia con mayores niveles de energía y bienestar, menos obesidad, mejor libido y capacidad eréctil, reducción de la depresión, mejor cognición, reducción de la mortalidad por enfermedad cardiaca coronaria y una mejoría en la sensibilidad a la insulina y la tolerancia a la glucosa.

Dosis recomendada: La dosis promedio es de 50 mg al día. Para los hombres mayores de cincuenta años, esta dosis suele elevar en dos semanas los niveles sanguíneos de DHEA hasta los mismos niveles que experimentaron más de veinte años antes. Algunas personas han tomado dosis de hasta 1 600 mg al día durante períodos prolongados. Los efectos secundarios, incluso con estas altas dosis, son extremadamente raros.

Cuando compre DHEA, asegúrese de adquirir la de calidad farmacéutica, que es al menos 98 por ciento pura. Hay una para animales (70 por ciento pura) y de tipo alimenticio (95 por ciento pura). La DHEA es de fácil adquisición.

Efectos secundarios: Algunos médicos consideran que la DHEA puede exacerbar la fase de manía del trastorno maníaco depresivo, otros creen que está contraindicada para los hombres cuyo antígeno prostático específico (PSA, en inglés) es alto (un indicador de enfermedad de la próstata). El único efecto secundario que muestra la literatura al respecto es la masculinización (vello facial, etc.) en algunas mujeres y el caso de una mujer que desarrolló ictericia y problemas del hígado después de una semana de uso. No se supo si ese último efecto secundario estaba relacionado con el uso de la DHEA. Al parecer, las mujeres corren mayor riesgo de efectos secundarios.

Zinc

El zinc tiene efectos significativos en la sexualidad masculina, incluyendo la producción y motilidad de los espermatozoides, las erecciones e incluso los niveles de testosterona. Debido a que la transformación de la androstenediona en testosterona está relacionada con una enzima dependiente del zinc, su ingestión afecta de manera significativa los niveles de testosterona en el cuerpo. Un estudio descubrió que 60 mg de zinc al día durante cincuenta días aumentaron los niveles de testosterona en suero. Debido a que la DHT se metaboliza a partir de la testosterona, también se observó un posterior aumento de los niveles de DHT. Los niveles de testosterona y DHT solo aumentaron en aquellos hombres cuyos niveles de testosterona eran bajos. Los hombres con resultados normales no experimentaron ningún aumento.

Dosis recomendada: Entre 20 y 40 mg diarios para hombres de más de 40 años.

Efectos secundarios: Con el tiempo, la ingesta de zinc puede causar deficiencias de cobre en el cuerpo. Para contrarrestar esto, a la mayoría de los suplementos de zinc se les ha añadido cobre. En dosis muy altas, el zinc puede causar náuseas y malestar estomacal, erupciones en la piel, depresión, deficiencia de ácido fólico y una menor tolerancia al alcohol.

Vitamina B₅ (ácido pantoténico)

La deficiencia de vitamina B_5 se manifiesta como atrofia suprarrenal acompañada por cansancio, dolor de cabeza, irregularidad del sueño, náuseas y problemas abdominales. La vitamina B_5 es utilizada por el cuerpo para mantener las glándulas suprarrenales saludables y a menudo es baja en las personas que tienen esas glándulas afectadas. Los hombres con bajos niveles de andrógenos a menudo muestran un funcionamiento deficiente de las glándulas suprarrenales. La vitamina B_5 mantiene una función suprarrenal saludable así como la producción de andrógenos.

Dosis recomendada: 100 a 500 mg diarios.

Androstenediona (Andro)

La androstenediona, a menudo llamada andro, es uno de dos andrógenos del cuerpo que se convierte directamente en testosterona, lo que la hace un precursor metabólico de la testosterona. El cuerpo convierte DHEA en andro y luego la transforma (por lo general) en testosterona y (a veces) en estrona, un estrógeno. Andro y testosterona se convierten una en otra mediante una enzima específica que depende del zinc: la deshidrogenasa 17-beta-hidroxiesteroide. La androstenediona a veces también se produce a través de un proceso completamente diferente en el cuerpo. En lugar de la vía pregnenolona ➡ 17a-hidroxipregnenolona ➡ DHEA ➡ andro, se hace por la forma pregnenolona ➡ progesterona ➡ 17a-hidroxiprogesterona ➡ andro. Por esa segunda vía, se utiliza la enzima 17,20-liasa. Cualquier cosa que reduzca los niveles de una enzima que convierte andro en testosterona (o el zinc que necesita), o que produzca andro en primer lugar, resultará en niveles más bajos de testosterona. El regaliz, como se ha señalado en el capítulo 7, inhibe la enzima 17,20-liasa y reduce la testosterona sérica y la androstenediona. Curiosamente, se ha determinado que la equinácea (*Echinacea purpurea*) *aumenta* los niveles de 17-hidroxiesteroides en el cuerpo y ha mostrado actividad en los riñones y las glándulas suprarrenales como estimulante de 17-hidroxiesteroide.

La androstenediona, en comparación con la testosterona, es un andrógeno débil. Su importancia para los hombres es que se ha demostrado que aumenta los niveles de testosterona cuando se toma como un suplemento. Investigadores alemanes han descubierto que una dosis de 50 mg de androstenediona puede elevar los niveles de testosterona en los hombres normales entre 140 y 183 por ciento por encima de los niveles regulares. Sin embargo, el pico solo dura unos pocos minutos y los niveles de testosterona disminuyen lentamente al nivel estándar en unas pocas horas. Un estudio más reciente realizado por un urólogo en California halló que después de tomar androstenediona, un grupo de hombres experimentó un rápido aumento en los niveles de testosterona —entre el 22 y el 56 por ciento— en noventa minutos. Un ensayo controlado con placebo en 1997 mostró que, en comparación con el placebo, solo los que tomaron andro experimentaron aumentos de testosterona de un 24 por ciento como promedio.

Los hombres que toman andro como suplemento comúnmente reportan mayor bienestar, energía y fuerza. Debido a que causa un pico predecible en los niveles de testosterona, algunos hombres la toman noventa minutos antes del sexo para estimular la excitación y la respuesta sexual, o antes del ejercicio para conseguir el máximo efecto del entrenamiento.

La testosterona en el cuerpo tiende a alcanzar su punto máximo a media mañana, a mediados de la tarde y entre las tres y las cinco de la madrugada. Con la edad, la altura de estos picos se reduce, a veces considerablemente, especialmente en aquellos que tienen bajos niveles de testosterona. Algunas personas recomiendan que se tome andro después de levantarse, al mediodía y antes de acostarse para simular las pautas normales del cuerpo.

Dosis recomendada: Entre 50 y 100 mg tres veces al día. Algunas personas prefieren disolver la pastilla debajo de la lengua para que entre directamente en el torrente sanguíneo en lugar de pasar por el hígado y el sistema digestivo. Algunas investigaciones han indicado que así es más eficaz. La androstenediona en el polen del pino, de hecho, entra en la sangre directamente cuando se toma como una tintura. **Nota:** La androstenediona como suplemento ya no es legal. Después de la aprobación de la Ley de Control de esteroides anabólicos en el año 2005, se considera una sustancia controlada, a pesar de que desde 1996 se han consumido cerca de cincuenta millones de dosis de androstenediona, sin efectos secundarios.

Dihidrotestosterona (DHT)

Hay una creciente controversia sobre la DHT, su presencia en el cuerpo masculino y lo que hace a medida que los hombres envejecen. Existe una gran controversia acerca de si se debe utilizar como suplemento, incluso con receta médica.

La DHT se produce de la testosterona a través de la acción de dos enzimas, la 5-alfa-reductasa Tipo I y Tipo II. La DHT es, de hecho, mucho más potente que la testosterona. Se adhiere con una potencia diez veces mayor a los receptores de andrógenos del cuerpo, no se puede metabolizar en estrógenos (como la testosterona) e inhibe la acción de la aromatasa (la enzima que convierte la testosterona en estradiol). La DHT parece actuar fuertemente en la regulación del equilibrio andrógeno/estrógeno en el cuerpo. La controversia sobre la DHT se debe a que un número de personas considera que es responsable de la epidemia actual de problemas de próstata en Estados Unidos. Como resultado, muchas personas aconsejan que los hombres no utilicen suplementos con DHT y apoyan decididamente el uso de los productos farmacéuticos que interfieren con la acción de la 5-alfa-reductasa para disminuir los niveles de DHT en el cuerpo. Cada vez hay más pruebas de que esas opiniones sobre la DHT son incorrectas.

Algunos médicos, como el endocrinólogo francés Bruno de Lignieres, han sugerido que el mejor tratamiento para una próstata inflamada puede ser, de hecho, la DHT. Su investigación ha indicado que los problemas de próstata pueden estar ocurriendo no por la presencia de DHT, sino por un desequilibrio en la relación andrógeno/estrógeno. Un creciente número de investigaciones indica que los niveles de estradiol conllevan una mayor probabilidad de inflamación de próstata que la DHT. Debido a que la DHT no es convertible al estradiol a través de la acción de la aromatasa, podría realmente ayudar a aliviar la inflamación de próstata, si el postulado es correcto. Para más información al respecto, vea la sección en el capítulo 8 sobre la hiperplasia benigna de próstata (HBP) y la prostatitis. Varios estudios con DHT han apoyado esa teoría. Las investigaciones *no* han mostrado ninguna correlación entre el uso de la DHT y el crecimiento de la próstata en hombres de mayor edad. Se ha descubierto que el estradiol, no la DHT, actúa con la SHBG para causar un aumento en ocho veces del monofosfato de adenosina cíclico intracelular (cAMP, una sustancia que aumenta la actividad celular) en el tejido humano con HBP, lo que provoca un aumento del crecimiento de la próstata. Debido a que la DHT bloquea la unión del estradiol con la SHBG, su presencia rechaza completamente los efectos de estradiol. De hecho, el uso de DHT en los ensayos clínicos redujo los niveles tanto de estradiol como de SHBG.

Los ensayos clínicos también han demostrado que durante la administración suplementaria de DHT, los hombres no experimentaron crecimiento de la próstata y los niveles de PSA en suero (antígeno prostático específico, un indicador de enfermedad de la próstata) no aumentaron, mientras que la fuerza del chorro de orina se incrementó, lo que indicaba que la próstata se estaba reduciendo. En otras palabras, había una reducción en los síntomas obstructivos experimentados por los pacientes con HBP, no un aumento, algo que ocurriría si la DHT fuera la causa del agrandamiento de la próstata.

En ensayos con humanos y en usos clínicos, se ha encontrado que la DHT aumenta los niveles de andrógenos, promueve una sensación de bienestar, contrarresta muchos de los efectos de los niveles bajos de testosterona y ayuda a tener mejores erecciones y libido. El gel tópico que contiene 70 mg de DHT resultó seguro y eficaz cuando se usó por un período de tres meses en un ensayo clínico aleatorio doble ciego, controlado con placebo, con treinta y tres hombres mayores de sesenta años de edad. Los hombres, todos con niveles bajos de testosterona, experimentaron una mejoría en los niveles de colesterol en sangre, disminución de la grasa y el aumento de la fuerza muscular. El informe señala que *"los indicadores estándar de próstata o enfermedades cardiovasculares no se vieron afectados negativamente por el tratamiento con DHT"* (el énfasis es mío).

La DHT es excepcionalmente importante para la salud y hay informes crecientes de que el uso generalizado de los inhibidores de la 5-alfa-reductasa está produciendo efectos negativos leves sobre la masa muscular e incluso un impacto más negativo sobre la androgenización masculina normal. La DHT es en muchos aspectos la hormona más importante en el desarrollo de las características masculinas, no la testosterona. Los hombres que nacen con carencia de la enzima 5-alfa-reductasa desarrollan poco o ningún vello púbico, tienen una próstata y un pene poco desarrollados y experimentan interrupciones de la libido y la capacidad sexual. Los levantadores de pesas que toman testosterona con bloqueadores de 5-alfa-reductasa, en vez de ver ganancias en sus metas de desarrollo muscular, han notado un aumento muscular reducido. Resulta que la DHT es crucial para el sistema nervioso central y el cerebro. Es de vital importancia en la organización y el funcionamiento de las células nerviosas en el cerebro y tiene un mayor impacto neuronal que la testosterona. Tanto la testosterona como la DHT aumentan la proliferación de los receptores de andrógenos en las neuronas. Sin embargo, los efectos de la testosterona comienzan a desaparecer al cabo de tres horas, mientras que la DHT sigue en aumento hasta veinticuatro horas. El cerebro convierte la testosterona en estrógenos cuando necesita estradiol para mantener la función saludable del cerebro, pero también convierte testosterona en DHT mediante el uso de la 5-alfa-reductasa. El uso de bloqueadores de 5-alfa-reductasa puede, de hecho, producir impactos negativos sobre la función cerebral porque son de acción genérica, y no específica, de la próstata. La DHT también se produce en una serie de células diana periféricas para llevar a cabo funciones esenciales del cuerpo. Al bloquear la acción de la 5-alfa-reductasa, los bloqueadores farmacéuticos impiden que el cerebro y el resto de los tejidos periféricos conviertan la testosterona en DHT cuando la necesitan

Estos nuevos hallazgos acerca de la DHT en el cerebro sugieren que, como en la próstata, es el equilibrio correcto entre andrógenos y estrógenos el que crea el funcionamiento más saludable. Las investigaciones también han comenzado a sugerir que la DHT y la testosterona afectan el cuerpo, y en concreto la próstata, a través de mecanismos muy diferentes. La testosterona por sí sola puede ser insuficiente para mantener el cuerpo sano, mientras que la DHT ha demostrado que es fundamental en ese proceso. En los deseos de culpar a la DHT por el agrandamiento de la próstata, se pasan por alto sus efectos generales sobre la salud masculina.

Dosis recomendada: Posiblemente el único lugar en que la DHT está disponible sea Francia, donde normalmente se prescribe como un gel tópico de 70 milígramos.

Debido a la controversia sobre la DHT, usted debe investigar y decidir si desea utilizarla de acuerdo con toda la información disponible. Teniendo en cuenta la controversia, muchos consideran que la DHT está contraindicada para los hombres con prostatitis, HBP y cáncer de próstata. Definitivamente no es para los varones adolescentes, ya que interfiere con el desarrollo hormonal normal.

6 ALIMENTOS ANDROGÉNICOS

*Todo el mundo, tarde o temprano, se sienta a un
banquete de consecuencias.*

ROBERT LOUIS STEVENSON

Hay una serie de alimentos que poseen acciones androgénicas y que
pueden ayudar a restaurar los niveles de andrógenos o el equilibrio
andrógeno/estrógeno en los hombres. Trabajan principalmente mediante
el suministro de productos químicos androgénicos, estimulando la
producción de hormonas androgénicas en el cuerpo, o fortaleciendo
y tonificando las glándulas suprarrenales y los riñones. Sin embargo,
otro factor importante entra en juego cuando estos alimentos se usan
para estimular los niveles de testosterona en el cuerpo. Decenas de
estudios han descubierto que uno de los indicadores fiables de niveles
bajos de testosterona es tener altas cifras de IMC en la circunferencia
de la cintura. IMC significa índice de masa corporal y es una medida
de la grasa corporal basada en la estatura y el peso. (La fórmula es la
siguiente: IMC = peso en kilogramos dividido por la altura en metros
cuadrados). Se ha determinado en investigaciones que cuanto mayor
es el índice de masa corporal y cuanto mayor es la circunferencia de la
cintura, más baja es la testosterona. En resumen, mientras más grueso
usted sea, menores son sus niveles de testosterona. Esto ocurre por
la naturaleza singular de las células adiposas, especialmente en los
hombres que envejecen.

Las células adiposas no son solo lugares de almacenamiento de grasa, sino también un sistema endocrino altamente activo que produce una gran cantidad de potentes hormonas. Entre ellas están los estrógenos tales como el estradiol. Las células adiposas, especialmente alrededor de la cintura, almacenan y producen compuestos estrogénicos. Es por esto que, cuanto mayor es el IMC y la circunferencia de la cintura, menores son los niveles de testosterona.

Lo más importante para elevar los niveles de testosterona de forma natural es asegurarse de que sus niveles de grasa corporal, especialmente alrededor de la cintura, no sean excesivamente altos. La manera más fácil de reducir los niveles de grasa es reducir su consumo en sus comidas durante unos meses o hacer una serie de ayunos cortos. Modificaciones de la dieta tales como una dieta baja en grasas por diez semanas, seguida por un corto período de tres a diez días de ayuno tomando jugos solamente es la manera más eficiente para eliminar la grasa corporal. (En el Apéndice se describe una dieta baja en grasas de diez semanas.) El ejercicio, que es más útil para la tonificación de los músculos, está en un lejano tercer lugar. No hay necesidad de ser especialmente fanáticos de este proceso. Los "nazis de la alimentación" están entre las personas menos divertidas del planeta. Por lo general, hago una dieta estricta o un ayuno de cualquier tipo todos los años, usualmente durante dos o tres semanas en la primavera. Usualmente pierdo entre 15 y 20 libras, mientras que mis niveles de energía, andrógenos y la función inmune aumentan. Entonces como lo que me da la gana. Para la próxima primavera ya estoy estropeado de nuevo y un poco pasado de peso por el sedentarismo durante el invierno, así que comienzo de nuevo.

Los riñones y las glándulas pequeñas ubicadas encima de ellos, las glándulas suprarrenales, son importantes en la producción de andrógenos. Muchas de las hierbas medicinales que mejoran la producción de andrógenos afectan los riñones, aunque con más frecuencia afectan las glándulas suprarrenales.

Si sus niveles de grasa corporal son ya moderadamente bajos o si usted ha hecho una dieta baja en grasas para reducir su IMC, el siguiente paso es incrementar la ingestión de alimentos que contengan andrógenos o productos químicos que estimulen la producción de andrógenos, así como los que ejercen un efecto tónico sobre los riñones y las glándulas suprarrenales. Existe una cantidad de alimentos vegetales que hacen ambas cosas.

LOS RIÑONES

Los riñones son pequeños en realidad, tienen solo unos 11 centímetros de alto, entre 5 y 8 centímetros de ancho y 2,5 centímetros de espesor. Pero cada día filtran unos 180 litros de agua y muchas otras sustancias de la sangre (aunque después de los cuarenta años de edad esa función comienza a disminuir alrededor del 10 por ciento por década). La mayoría de esas sustancias filtradas se reabsorben. El noventa y nueve por ciento del agua se reabsorbe en la sangre y solo se excretan cerca de dos litros. De los 270 g de glucosa (excepto en casos de diabetes), todo se reabsorbe, de los 1 100 g de cloruro solo se excretan 10 g, y de los 48 g de urea solamente se excretan 15 g. Los riñones analizan constantemente la cantidad de nitrógeno, agua y sales electrolíticas (sodio, potasio y cloruro) que entran en el cuerpo y excretan únicamente lo suficiente para mantener el mismo equilibrio. Examinan el equilibrio ácido/alcalino del cuerpo y, a través de la modificación de la composición de la orina, mantienen el pH del cuerpo. Para lograr todo esto, los riñones producen y liberan enzimas y hormonas que conservan el agua en el cuerpo, los glóbulos rojos de la sangre, calcio, y fósforo, el contenido mineral de los huesos y el diámetro de los capilares, entre otras cosas. Las glándulas suprarrenales, que producen tantos andrógenos importantes para los hombres, se localizan justo en la parte superior de los riñones y son, en muchos aspectos, una parte de ellos.

Las enzimas y hormonas de los riñones

Los riñones controlan constantemente la presión sanguínea del cuerpo, y la aumentan o reducen a través de la creación y la liberación de una hormona llamada renina, que el hígado utiliza para producir la angiotensina. La renina también aumenta el tamaño de la porción de la glándula suprarrenal que produce aldosterona, mientras que la angiotensina estimula su producción. (La aldosterona hace que los riñones reabsorban más agua y sodio). La angiotensina también contrae las paredes de las arteriolas, aumenta la fuerza de los latidos del corazón y estimula la glándula pituitaria para que libere hormonas antidiuréticas, lo que disminuye la cantidad de agua que se excreta. Estas acciones incrementan la presión arterial y afectan estrechamente los niveles de sodio y la sal en el cuerpo.

Los riñones controlan constantemente los niveles de oxígeno en las células del cuerpo. Cuando estos niveles son demasiado bajos, producen una hormona llamada eritropoyetina, que estimula la médula ósea para que produzca y libere más glóbulos rojos. Cuando el oxígeno vuelve a sus niveles óptimos, los riñones dejan de producir eritropoyetina. Mediante este proceso los riñones mantienen el equilibrio de los glóbulos rojos en el cuerpo.

Los riñones también producen otra hormona llamada calcitriol, una forma única de vitamina D. La vitamina D en realidad no es una vitamina, sino un tipo de hormona esteroide que se sintetiza en un sistema endocrino único del cuerpo. Durante la exposición a la luz solar, la piel humana convierte una forma de colesterol en vitamina D_3, el hígado la altera o metaboliza otra vez (en 25-hydroxycholcalciferol, también conocido como 25-OHD3), y luego los riñones utilizan esa sustancia alterada para crear dos hormonas de gran actividad biológica. Una de ellas, el calcitriol, actúa en las células del intestino para aumentar la absorción de calcio de la dieta y dirigirla a los huesos para la formación de estos. El calcitriol también regula ciertas hormonas paratiroideas que mantienen los niveles de fósforo del cuerpo. Los riñones controlan constantemente los niveles de calcio y fósforo en el cuerpo, y los aumentan o reducen según sea necesario. Por medio del calcitriol, los riñones regulan los minerales en los huesos y mantienen la transferencia de calcio para que sean más fuertes. Por lo tanto, no solo influyen en la médula ósea para crear glóbulos rojos, sino también en los huesos.

Es importante destacar que investigaciones recientes han revelado que los riñones crean además enzimas que ayudan a sintetizar arginina. La arginina es un precursor importante del óxido nítrico (un estimulante eréctil) que incentiva la producción de espermatozoides y su motilidad, aumenta la liberación de la hormona del crecimiento, y posee funciones que aumentan la inmunidad y la curación de las heridas.

Los riñones también son muy sensibles a las hormonas esteroides y poseen un gran número de sitios receptores de estrógeno. Los estrógenos pueden adherirse a estos sitios en los riñones, especialmente cuando los niveles de estrógeno en el cuerpo son altos. Esto incrementa los niveles de agua en el cuerpo, el contenido de sodio y la presión arterial.

Los niveles bajos de andrógenos en los hombres tienen un impacto en la función renal. Las investigaciones han demostrado que un ciclo saludable de renina/angiotensina está regulado por los andrógenos a través de la acción de una proteína, la proteína renal Kap. Esto ocurre en la parte del riñón que también produce el calcitriol, que regula la mineralización ósea y la densidad. Los niveles altos de estrógeno y bajos de andrógenos producen diferentes efectos que cuando esos niveles son normales, especialmente en esa parte de los riñones. Eso posiblemente explica por qué los hombres sufren de osteoporosis en índices mucho más altos a medida que avanzan en la mediana edad, cuando sus niveles de andrógenos y testosterona cambian. También explica en cierta medida la alteración significativa en la forma en que los hombres de mediana edad mantienen los niveles de agua y sodio mientras duermen. Los estudios han demostrado que los riñones sanos en los hombres dependen mucho de la testosterona y que los hombres con enfermedades renales tienen niveles mucho más altos de estrógenos en sus cuerpos y muy bajos de testosterona. Ahora se sabe que los estrógenos también estimulan la producción del factor de crecimiento epidérmico en los riñones, algo que no hace la testosterona. Este factor de crecimiento se ha vinculado con algunos tipos de cáncer de próstata y la producción del factor de crecimiento epidérmico en los riñones producida por los estrógenos es un posible factor contribuyente.

LAS GLÁNDULAS SUPRARRENALES

Las glándulas suprarrenales, dos pequeños órganos en forma piramidal sobre la parte superior de los riñones, se denominan así por su ubicación. *Supra* significa encima, *renal* es el término en latín para los riñones. La capa externa de la glándula suprarrenal, la corteza, y la capa interna, la médula, producen cerca de 150 diferentes hormonas esenciales. La corteza en sí produce más de dos docenas de hormonas importantes, como el cortisol, la cortisona, la aldosterona, la DHEA, DHEAS, DHT, androstenediona y testosterona. La médula suprarrenal produce la más famosa de las hormonas suprarrenales: la adrenalina (su nombre real es epinefrina; adrenalina es en realidad el nombre de una droga sintética) y su pariente cercano, la noradrenalina (conocida como norepinefrina). Las glándulas suprarrenales son responsables de casi el 50 por ciento de todos los andrógenos en el cuerpo de un hombre. Producen cantidades significativas de hormonas masculinas, el 90 por ciento de la DHEA del cuerpo, potentes antiinflamatorios como el cortisol y hormonas como la adrenalina, que actúa ante una situación de miedo, en la que debemos escapar o enfrentarla y pelear. Están muy relacionadas con los testículos, el corazón, los pulmones y riñones mediante intrincados procesos de biorretroalimentación y sistemas de intercambio hormonales.

Efectos de las hormonas suprarrenales

El estrés tiene efectos considerables sobre este sistema de intercambio hormonal. Bajo un estrés continuo, el cuerpo libera niveles altos y constantes de hormonas, como el cortisol y la epinefrina. El cortisol bloquea la inflamación, regula el contenido de agua en la sangre y, cuando es necesario, modifica los niveles de azúcar en la sangre mediante la liberación de glucosa proveniente de grasas y proteínas. También interfiere con la conversión de triptófano en serotonina, que provoca un aumento de la vigilia. Con el tiempo, los niveles elevados de cortisol crónicos pueden causar insomnio y problemas con los hábitos de sueño. En la madrugada, los niveles de cortisol son elevados, por la tarde son bajos.

La epinefrina es utilizada por el cuerpo como un corto estallido de gran alerta en respuesta a un peligro. Estimula la acción del corazón, aumenta el diámetro de los conductos de aire para estimular el consumo de oxígeno y acelera la producción de glucosa en el hígado. Las tensiones constantes resultan en altos niveles de cortisol y epinefrina, y en síntomas físicos tales como el aumento del metabolismo, alto nivel de vigilia, aceleración del ritmo cardíaco, aumento de la presión arterial, nerviosismo, aumento del ácido estomacal, aumento de la tensión muscular y mayores niveles de agresividad emocional. La cafeína, especialmente en los niveles hallados en el café, estimula la producción de adrenalina y evita su descomposición, por lo que el consumo de café produce muchos de los mismos síntomas.

De importancia significativa es que a medida que aumentan los niveles de cortisol, disminuyen los niveles de DHEA. La metabolización del cortisol inhibe la producción de DHEA, lo que reduce los niveles de andrógenos en el cuerpo. Las glándulas suprarrenales pueden agotarse o sufrir una estimulación excesiva después de años de alta producción de cortisol. Esto es especialmente grave en los hombres con bajos niveles de andrógenos. Una vez que las glándulas suprarrenales se han sobrecargado o agotado, los niveles de energía disminuyen por la falta de niveles normales de epinefrina/cortisol y por los bajos niveles de andrógenos.

LOS RIÑONES Y LAS GLÁNDULAS SUPRARRENALES EN LA MEDICINA CHINA

Si bien muchas de las acciones del sistema renal/suprarrenal son nuevas para la ciencia occidental, no lo son para los chinos. Los médicos chinos han entendido desde hace tiempo la estrecha relación de los riñones con el corazón y los intestinos. En su sistema se sabe que la falta de armonía entre el corazón y el riñón, o el riñón y los intestinos es la causa de numerosas enfermedades, incluidas las piedras en el riñón, la grava urinaria y ciertos problemas de circulación sanguínea. Los médicos chinos también entendieron la conexión del riñón con los bajos niveles de andrógenos. Lo llaman "glándulas vacías del riñón", es decir, que hay una producción insuficiente de hormonas vitales. Esto es especialmente perspicaz en esta situación si se tiene en cuenta que el término se creó muchos miles de años antes de que cualquier científico occidental supiera que las glándulas suprarrenales producen muchas de las hormonas esenciales y andrógenos para la salud masculina. Los riñones son considerados como un órgano de equilibrio y ejecución dentro del sistema chino, y afectan al funcionamiento del oído interno. El vértigo e incluso el zumbido de oídos pueden ser síntomas de un riñón descompuesto, donde el desequilibrio en ese órgano provoca literalmente una incapacidad para mantener el equilibrio.

Tónicos androgénicos para las glándulas suprarrenales y los riñones

Hay una planta fundamental para el sistema renal/suprarrenal que también suministra andrógenos: el apio. Su uso regular en forma de jugo tiene un profundo impacto en los niveles de andrógenos y la energía. El maíz dulce común también tiene un fuerte impacto sobre el sistema renal/suprarrenal.

Como siempre, trate de comprar únicamente verduras y hierbas orgánicas. Eso evita gran parte de los contaminantes químicos en lo posible, además de que el contenido de minerales y vitaminas en de los alimentos orgánicos es mucho más alto. Durante los últimos cuarenta años, el contenido mineral de la mayoría de los vegetales se ha reducido entre un 25 y un 35 por ciento debido a la forma en que se cultivan.

Si padece de agotamiento suprarrenal, en particular, y no solo de niveles bajos de andrógenos, puede probar un régimen diario de jugo hecho con una taza de granos de maíz y entre tres y cuatro tallos de apio, así como 200 mg de eleutero, 500 mg de raíz de ortiga, 200 mg de vitamina B_5 y 20 mg de zinc durante tres a seis meses.

Apio *(Apium graveolens)*

Además de contener cantidades significativas de productos químicos similares a los andrógenos, el apio es excepcional para bajar la presión arterial y ayudar al sistema circulatorio, y también se recomienda para el funcionamiento saludable de los riñones y las glándulas suprarrenales.

Dos tallos de apio contienen (aproximadamente) las siguientes nutrientes: 275 mg de potasio, 30 mg de magnesio, 35 mg de calcio, 20 mg de fósforo, 90 mg de sodio, 225 unidades internacionales (UI) de vitamina A, 8 mg de vitamina C, 0,2 mg hierro, 8 mcg de ácido fólico y pequeñas cantidades de tiamina, riboflavina, niacina, y vitamina B$_6$.

El apio está estrechamente relacionado con una serie de plantas medicinales muy potentes: osha (*Ligusticum porterii*), angélica (*Angelica archangelica*) y lomatium (*Lomatium dissectum*). No es de extrañar, entonces, que el apio también posea una serie de propiedades medicinales muy potentes. Como esas otras plantas, el apio es antimicrobiano, antibacteriano, ligeramente antiviral, antiespasmódico y antiinflamatorio.

El apio es especialmente útil para disminuir la presión arterial. Contiene un compuesto llamado 3-n-butilo ftalido que puede disminuir la presión arterial cerca de un 14 por ciento cuando se toma en cantidades suficientes. Además, tiene altos niveles de apigenina, un dilatador de los vasos sanguíneos que también ayuda a disminuir la presión arterial. Tres o cuatro tallos de apio suministrarán la cantidad necesaria de ambos compuestos para disminuir la presión arterial. El apio también contiene un gran número de compuestos que actúan como antagonistas del calcio y que ayudan a reducir y prevenir la angina de pecho. La apigenina, el magnesio, el potasio y el apiin, otro compuesto en el apio, también lo convierten en una hierba útil para la arritmia cardiaca. En una serie de estudios se ha determinado que el jugo de apio también reduce significativamente los niveles de colesterol en la sangre. El apio es un potente antioxidante y es también efectivo en la reducción de los niveles de ácido úrico en el cuerpo al estimular su excreción en la orina. Históricamente, esto ha hecho que el apio sea un remedio importante para la gota. Normalmente se utilizan las semillas, aunque el jugo fresco, de acción un poco más débil, produce el mismo resultado.

Se ha descubierto que el apio también es eficaz para aliviar la artritis y el reuma, las erupciones y enfermedades de la piel, el nerviosismo (especialmente cuando viene acompañado de ansiedad), el malestar de estómago y del sistema digestivo, y los cálculos biliares.

Sin embargo, la principal importancia del apio es su impacto en los riñones. Su amplios efectos sobre la función renal ayudan a la eliminación de toxinas del cuerpo a través de los riñones al mejorar la función renal y el flujo de orina. Debido a que parte de la función principal de los riñones es filtrar la sangre y mantener el equilibrio de electrolitos del cuerpo, la ingestión regular de jugo de apio ayuda a una filtración óptima y al balance de electrolitos. Esto último también mejora por las grandes cantidades de electrolitos primarios que posee el apio, como calcio, magnesio y potasio.

El apio es un remedio específico para los riñones. Es un tónico del riñón, un antimicrobiano, antiespasmódico y antiinflamatorio para el conducto urinario, reduce la formación de cálculos renales, aumenta el flujo de orina (un diurético) y (en la medicina china) ayuda a aliviar el mareo. El aceite esencial de apio, apiol, se excreta a través del tracto urinario y actúa como un antiséptico leve, pero fiable, del sistema urinario.

Los investigadores también han encontrado un esteroide masculino en el apio. El androstenol (5-alfa-androst-16-en-3alfa-ol) y su afín 3-cetona se combinan para formar los productos químicos que varios animales usan para estimular la excitación sexual en la hembra. Son un indicador de una cantidad elevada de hormonas sexuales en el macho y de su disposición para aparearse. Los dos compuestos están estrechamente relacionados en su estructura con la androstenediona y la testosterona, que están presentes en el apio a un nivel moderadamente alto: 8 nanogramos por gramo de apio fresco. Tal vez esto explica por qué el apio se ha utilizado como tónico sexual para los hombres. **Nota:** La pastinaca (*Pastinaca sativa*) también contiene esas mismas sustancias androgénicas y se puede agregar a la dieta con regularidad para ayudar a mejorar los niveles de andrógenos.

De mayor importancia para mejorar los niveles de testosterona y la salud del sistema reproductivo masculino son las investigaciones recientes sobre la apigenina, que han determinado que esta posee una gama de acciones mucho más amplia que la de actuar solamente como dilatador de los vasos sanguíneos. Se ha demostrado que la apigenina suprime las células tumorales de la próstata no relacionadas con los andrógenos y también actúa como un inhibidor bastante fuerte de la aromatasa. En numerosos estudios se ha encontrado que inhibe significativamente la conversión de testosterona a estradiol.

En resumen, el apio influye en toda la red urinaria, gran parte del sistema reproductivo y la mayoría de los sistemas corporales relacionados con los riñones: el corazón, el aparato digestivo, las glándulas suprarrenales y los vasos sanguíneos.

Dosis recomendada: Tres a cuatro tallos de apio al día producen entre 3 y 4 onzas de jugo. Resulta mejor como tónico de andrógenos/renal si se mezcla con maíz (vea la lista que se incluye más adelante).

Para infecciones del tracto urinario: La *semilla* de apio, al igual que muchas semillas de plantas medicinales, es más fuerte en algunas de las acciones medicinales del apio, especialmente para las infecciones del tracto urinario. (También es buena para la artritis, la gota y los cálculos renales.) Si usted tiene una infección del tracto urinario, quizás quiera añadir también un chorrito de tintura de semillas de apio a su jugo cada mañana. La tintura está generalmente disponible en tiendas de alimentos naturales.

Efectos secundarios: El jugo de apio fresco, si se toma en grandes cantidades, puede causar un ligero entumecimiento de la lengua. Las dosis altas de jugo de apio están contraindicadas en casos de enfermedad renal. A veces las raíces, debido a un almacenamiento inadecuado, se contaminan con fermentos que pueden elevar en hasta un 200 por ciento el contenido de una sustancia llamada furocumarina en las raíces. Esas raíces con mucha furocumarina pueden causar fototoxicidad (sensibilidad de la piel a la luz). Use solamente apio fresco. En raras ocasiones, el apio puede causar reacciones alérgicas en algunas personas al punto de provocar un choque anafiláctico. No lo use si tiene un historial de reacciones alérgicas al apio o plantas similares.

Maíz (Zea mays)

Aunque la mayoría de las personas no lo sabe, el maíz es un tónico específico para todo el tracto urinario, incluidas las glándulas suprarrenales. Los granos de maíz, la seda (o barba) del maíz y el polen tienen una acción renal/suprarrenal específica, aunque el polen es algo difícil de encontrar.

La seda del maíz es muy eficaz para la cistitis, las inflamaciones agudas y crónicas de la vejiga, uretritis y prostatitis. El polen del maíz se ha utilizado de manera similar al polen del pino en varias culturas como reconstituyente de la vitalidad masculina, y contiene muchos de los mismos aminoácidos y vitaminas que se encuentran en el polen del pino. El polen del maíz es parte de la mezcla medicinal Cernilton, la mezcla de polen de centeno tan exitosa en el tratamiento de enfermedades de la próstata. Y lo más importante, en los casos de deficiencia de andrógenos, el jugo de maíz estimula la producción y liberación de hormona luteinizante (HL). Esta hormona se une a las células de Leydig en los testículos, que estimulan la síntesis y secreción de testosterona. En una serie de estudios, se descubrió que el maíz aumenta los niveles de andrógenos en animales.

El maíz es un calmante (atenuante del dolor), un diurético (aumenta la excreción de orina), demulcente (calmante de las membranas mucosas), antiinflamatorio, antiespasmódico y tónico. El escritor español Garcilaso de la Vega (1539–1616) comentó que estaba muy impresionado:

> con las notables propiedades curativas del maíz, que es no solamente el artículo principal de los alimentos en América, sino también de beneficio para el tratamiento de los riñones y la vejiga, los cálculo y la retención de la orina. Y la mejor prueba que puedo dar de esto es que los indios, cuya bebida habitual está hecha de maíz, no están afectados por ninguna de estas enfermedades. [1]

Aunque que la mayoría de la personas no consideran el maíz como una bebida, se ha utilizado desde hace unos diez mil años para hacer chicha, una especie de cerveza propia de las Américas. Aunque la chicha es difícil de encontrar en el hemisferio norte, usted puede fácilmente pasar los granos de maíz por un extractor cada mañana para obtener el jugo. Como el jugo de maíz es un poco grueso, yo lo mezclo con 4 onzas de jugo de apio, una combinación realmente deliciosa. No hay mejor tónico general para el sistema renal/suprarrenal que esta combinación.

Dosis recomendada: 2 a 4 onzas de jugo de granos de maíz orgánico al día (unas 2 a 4 onzas de granos).

Seda del maíz: La seda del maíz se utiliza fundamentalmente para la inflamación del tracto urinario. En una serie de ensayos clínicos, se ha detectado que es especialmente eficaz para reducir el exceso de retención de agua, la hinchazón y el edema, problemas que se producen por el exceso de estrógenos. Los estigmas —hilillos de 4 a 8 pulgadas de largo que parecen de seda y que se sacan de la mazorca de maíz al desvainarla— es lo que se utiliza normalmente para problemas del tracto urinario. Es mejor usarlos frescos. Al jugo diario le puede añadir un té o tintura hecha de seda de maíz si usted tiene problemas específicos de las vías urinarias.

Dosis recomendada de la seda del maíz: Haga una infusión poniendo 2 cucharaditas de la seda en 8 onzas de agua caliente durante quince minutos y beba ese té tres veces al día. La tintura se puede adquirir en tiendas de alimentos naturales: tome de 3 a 6 ml de tintura tres veces al día (¾-1 ½ cucharadita).

Bebida verde para andrógenos/sistema suprarrenal: Creo que la mejor manera de utilizar el apio y el maíz para el aumento de andrógenos y como apoyo para el buen funcionamiento del riñón y las glándulas suprarrenales es como zumo fresco. Entran en el cuerpo mucho más rápido y el impacto es mucho más fuerte. Yo lo bebo con el estómago vacío cada mañana. Esta receta es de una bebida verde para los andrógenos/sistema suprarrenal que he utilizado durante mucho tiempo. También contiene pepino, col rizada, espinacas y rábano.

Jugo verde para los andrógenos/sistema suprarrenal

2 tallos de apio fresco

1 taza de granos de maíz

$^1/_2$ pepino

1 hoja grande de col rizada fresca

$^1/_2$ taza de espinaca fresca

(Opcional: 1–3 rábanos)

Use un extractor de jugos para procesar los ingredientes.

Pepino (*Cucumis sativus*)

La mitad de un pepino promedio contiene 260 UI de vitamina A, 220 mg de potasio, 20 mcg de ácido fólico, 20 mg de calcio, 15 mg de magnesio, 25 mg de fósforo, 5 mg de sodio, cantidades moderadas de sílice y clorofila, y pequeñas cantidades de vitamina C, tiamina, riboflavina, niacina, vitamina B_6, boro y hierro.

Los pepinos son un diurético leve. Sus semillas ejercen ligeros efectos tónicos en los riñones, ayudan a prevenir los cálculos renales y promueven la excreción de ácido úrico del cuerpo. Los pepinos, y en particular su cáscara, son excepcionalmente buenos para promover una piel sana, pues la mantienen elástica y reducen las arrugas. Me gusta agregarlos a los jugos verdes, ya que aportan una GRAN cantidad de agua y diluyen la intensidad de las otras plantas en la mezcla.

Dosis recomendada: Medio pepino en el jugo. No pele los pepinos; úselos enteros.

Col rizada (*Brassica oleracea*)

La col rizada, o berza, es especialmente alta en nutrientes beneficiosos, tales como carotenos y clorofila. Una hoja grande de col rizada con el tallo (unas 3 oz) contiene 10 000 UI de vitamina A, 100 mg de vitamina C, 175 mcg de ácido fólico, 250 mg de potasio, 200 mg de calcio, 2 mg de hierro, 15 mg de magnesio, 60 mg de fósforo, 3 mg de sodio, 2 mg de niacina, y pequeñas cantidades de tiamina, riboflavina, vitamina B$_6$, cobre, manganeso y zinc.

Una taza de col rizada contiene más calcio que un vaso de leche y en jugo se asimila mucho mejor en el cuerpo. La col rizada, al igual que otros miembros de la familia *Brassica*, como el repollo (o zapallo), el brócoli y la coliflor, posee potentes compuestos contra el cáncer y es rica en antioxidantes.

Dosis recomendada: Una hoja con el tallo por cada jugo verde.

Espinaca *(Spinacia oleracea)*

Al igual que otras verduras de hoja verde, la espinaca contiene grandes cantidades de clorofila y carotenos que ofrecen una sólida protección contra el cáncer. Una taza de espinaca fresca y cruda contiene 3750 UI de vitamina A, 16 mg de vitamina C, 110 mcg de ácido fólico, 300 mg de potasio, 60 mg de calcio, 1,5 mg de hierro, 45 mg de magnesio, 30 mg de fósforo, 22 mg de sodio y pequeñas cantidades de tiamina, riboflavina, niacina y vitamina B$_6$.

Dosis recomendada: ½ taza de espinaca fresca.

Rábano *(Raphanus sativus)*

Existen diferentes tipos de rábanos y todos pueden ser usados con sus correspondientes beneficios. El más conocido es el rábano rojo, pero hay un rábano japonés, el daikon, que se asemeja a una zanahoria blanca. También hay rábanos negros, que se utilizan sobre todo en Rusia y los países de Europa del Este. Se parecen mucho a una remolacha muy negra, aunque por dentro poseen la masa normal, quebradiza y blanca de un rábano. Los tres tienen casi el mismo sabor. Los rábanos daikon siempre están disponibles en los mercados orientales y a veces en tiendas de alimentos naturales. Los rábanos negros en su mayoría se encuentran en los mercados de barrios donde hay gran número de clientes rusos o polacos.

Un solo rábano rojo de tamaño mediano contiene unos 25 mg de potasio, 2,5 mg de calcio y fósforo, 1,5 mg de sodio, 1 UI de vitamina A, 2 mg de vitamina C y cantidades pequeñas de magnesio, selenio, hierro y zinc.

Los rábanos tienden a normalizar la producción de tiroxina en la tiroides. Si se está produciendo demasiada T4, los rábanos bajan los niveles; si no hay suficiente, entonces los elevan. Son, de hecho, una hierba tónica para la tiroides y pueden ser muy útiles en el tratamiento de los problemas de tiroides. Los rábanos contienen un compuesto único, rafanina, que normaliza no solo la tiroxina, sino también la calcitonina, otra hormona producida en la glándula tiroides. La calcitonina producida por la tiroides controla la cantidad de calcio que pasa a la sangre y afecta la cantidad de calcio que se fija a los huesos durante la formación de la matriz ósea. Con la ingesta regular de rábanos o jugo de rábano se normaliza la producción de estos compuestos en la tiroides. Durante décadas, los médicos rusos han utilizado con éxito el rábano para aliviar tanto el hipertiroidismo como el hipotiroidismo.

En una serie de estudios clínicos en Malasia se ha descubierto que el rábano es un potente inhibidor de los cálculos renales en pacientes que lo consumen regularmente. También ayudan al hígado a funcionar con mayor eficacia cuando se ingieren grasas en la dieta porque al parecer contribuyen a romper los depósitos de grasa en casos de hígado graso, así como los cálculos biliares en la vesícula biliar.

Dosis recomendada: De uno a tres rábanos rojos medianos, en jugo, o la cantidad equivalente de jugo de daikon todos los días. Son picantes, así que empiece con uno y luego incorpore más si lo desea.

OTROS ALIMENTOS ANDROGÉNICOS

Hay otros alimentos que son útiles para aumentar los niveles de andrógenos: la avena, el ajo, los piñones y la carne roja.

Avena (Avena sativa)

Se ha determinado en al menos un estudio que la avena verde (básicamente las semillas de la planta de avena verde fresca) aumenta los niveles de testosterona en los hombres. Varios estudios corroboran esta actividad androgénica. Investigaciones *in vivo* han descubierto que cuando la avena se seca y se añade a la dieta animal, aumenta la liberación de la hormona luteinizante (HL), que estimula la creación y liberación de testosterona en el torrente sanguíneo. La avena era considerada oficialmente un tónico estimulante sexual en las viejas farmacopeas alemanas, y en las actuales Monografías E de la Comisión Alemana sobre medicina herbaria se enumera como una planta que comúnmente recetan los médicos de forma no oficial para tal uso.

La avena también contiene una serie de alcaloides, entre ellos trigonelina y avenina, que producen una acción relajante del sistema nervioso central, por lo que ayudan a relajarse a las personas que lo consumen regularmente. Esta actividad relajante hace de la avena uno de los mejores alimentos a largo plazo para los nervios estresados, la tensión, la debilidad nerviosa y el agotamiento. En muchos casos este tipo de reducción de la tensión ayuda a la función sexual masculina.

La avena es además rica en vitamina E, esencial para la salud sexual ya que ayuda a prevenir la aterosclerosis y las enfermedades de próstata. La harina de avena también contiene alrededor de un 70 por ciento de fibra y es muy alta en ácidos grasos poliinsaturados. Ambos elementos contribuyen en gran medida a la reducción de los niveles de colesterol en la sangre y a la corrección o prevención de la aterosclerosis (grasa que obstruye las arterias y venas), uno de los factores principales que afecta la función eréctil.

La avena es mejor cuando se usa a largo plazo. Sus efectos se acumulan con el tiempo y su eficacia aumenta si se consume durante un largo período de tiempo. En general, los efectos comienzan a notarse al cabo de los tres meses y se incrementan durante el primer año.

Dosis recomendada: Consuma una taza de harina de avena al día.

Ajo (*Allium sativum*)

El ajo, un miembro de la familia de las liliáceas, tiene una larga historia como tónico sexual para los hombres. Después del ginseng, es quizás una de las plantas medicinales más intensamente estudiadas en la Tierra, con un número sustancial de ensayos clínicos, incluidos estudios doble ciego, controlados con placebo e intercambiables. El ajo ha demostrado una actividad consistente en el aumento de los niveles de testosterona, como estimulante de la producción de espermatozoides, para aumentar el deseo sexual, reducir la aterosclerosis y aliviar la arritmia cardiaca, la diabetes, la hipertensión y los efectos de un sistema inmunodeprimido.

Dosis recomendada: El ajo y su pariente cercano, la cebolla, con la que comprarte muchas propiedades, deben añadirse sin reservas a la dieta. También se pueden utilizar los suplementos de ajo. Siga las instrucciones en el frasco.

Interacciones con otras hierbas y medicamentos: Evite el ajo si está tomando anticoagulantes, paracetamol (acetaminofeno) o clorpropamida.

Carnes rojas

El consumo regular de carnes rojas, de una a tres veces por semana, es importante para mantener altos los niveles de andrógenos. Los estudios han demostrado que reducir la ingestión de carne y las grasas que estas producen reduce los niveles de andrógenos en suero en los hombres. En un estudio, a treinta hombres sanos se les redujo el consumo de carne, así como la proporción de grasas poliinsaturadas en comparación con la de ácidos grasos saturados. Después de seis semanas, sus niveles de testosterona total en suero, androstenediona y testosterona libre disminuyeron un promedio de 10 por ciento.

Dosis recomendada: Carnes rojas, orgánicas o silvestres, una vez a la semana.

Piñones (*Pinus semen*)

Los piñones se han utilizado en cada región del planeta, y son un alimento nutritivo y un afrodisíaco. Pueden consumirse en sopas, en forma de harina para los panes, se ingieren crudos, asados y se añaden a las comidas como el pesto.

Durante miles de años y entre culturas tan diferentes como los romanos, griegos, árabes y asiáticos, los piñones se han considerado un afrodisíaco. El médico griego Galeno sugirió que una mezcla de miel, almendras y piñones, ingerida por tres noches consecutivas, produciría un aumento de la vitalidad masculina. Además, Ovidio, el poeta romano, ofrece una lista de afrodisíacos en su *Ars Amatoria* [El arte de amar], que incluye "los piñones que del pino de hojas afiladas salen". Hay una buena razón para ese reconocimiento de larga data de que los piñones pueden aumentar la vitalidad masculina.

Al igual que el polen del pino, los piñones también contienen testosterona, y son muy nutritivos. A pesar de que los nutrientes en los piñones varían de acuerdo con la especie, un buen indicador de su poder nutricional puede apreciarse en el piñón del pino americano. Una onza de piñones contiene 161 calorías y 3,3 g de proteínas, 5,5 g de carbohidratos, 2,7 g de grasa saturada, 6,5 g de grasa monoinsaturada, 7,28 g de grasa poliinsaturada, 2,3 mg de calcio, 10 mg de fósforo, 20 mg de sodio, 178 mg de potasio, 0,88 mg de hierro, 8,2 UI de vitamina A, 0,35 mg de tiamina, 0,05 mg de riboflavina y 1 mg de niacina. Un ejemplo sobre cómo pueden variar los piñones de diferentes pinos, los piñones españoles (pignolias) contienen casi 7 g de proteína y 144 mg de fósforo, pero solo 1 mg de sodio, mientras que los otros elementos son aproximadamente idénticos a los del pino americano. Todos los piñones son ricos en aceites omega-3 y aminoácidos tales como la arginina.

Los conos verdes se recogen a mano desde el otoño hasta la primavera y se apilan para dejarlos secar. Cuando se van secando los conos se abren y permiten que las semillas cubiertas por una corteza, llamadas piñones, puedan ser extraídas por métodos mecánicos o manuales. Después se secan más y se envían al molino. Las especies principales que se usan (en este orden) son *P. pinea*, *P. koraiensis* y *P. edulis* (el piñón del pino), aunque al menos otras diez se utilizan para la alimentación en todo el mundo. Por desgracia, no siempre se puede saber qué especies se están comprando porque pocos proveedores de la semilla del piñón mencionan las especies de árboles en sus paquetes. A veces, para hacerlo aún más difícil, entremezclan diferentes especies para la venta. (Algunas compañías de Internet sí dicen qué especies venden.) Los piñones se pueden poner rancios, por lo que deben usarse con cierta rapidez. Sin refrigeración duran tres meses; refrigerados, seis meses. Los piñones están disponibles en Internet y en muchas tiendas, especialmente durante la temporada de cosecha en otoño.

Dosis recomendada: Coma la cantidad que desee cuantas veces lo desee.

Efectos secundarios: Casos de sensibilidad a las nueces. Los piñones también contienen las hormonas femeninas estrona y estradiol. Hasta ahora no he podido encontrar los niveles exactos. La evidencia anecdótica indica que, al menos en este caso, su presencia no es generalmente un problema que afecte los niveles de andrógenos masculinos.

7 ANTAGONISTAS DE LA TESTOSTERONA
Lo que debe evitarse

> *El lúpulo no es de mucho provecho para el ser humano*
> *porque le aumenta la melancolía, le entristece la mente*
> *y le causa pesadez en los intestinos.*
>
> HILDEGARD OF BINGEN, 1159 D.C.

Al igual que hay sustancias que aumentan los niveles de andrógenos y la actividad androgénica en los hombres, también las hay que pueden disminuirlos o suprimirlos significativamente. Si usted tiene problemas con sus niveles de testosterona o su relación de andrógenos/estrógenos, debe sobre todo dejar de consumir cualquier cantidad de regaliz, cimífuga y lúpulo. Cada una de estas plantas contiene sustancias que son o bien estrógenos potentes, actúan como antagonistas de andrógenos, interfieren con la conversión de prohormonas en andrógenos o estimulan la conversión de andrógenos en estrógenos.

Regaliz (*Glycyrrhiza glabra*)
El regaliz es una hierba excepcionalmente buena para muchas cosas, pero debe usarse con moderación y solo cuando se han explorado otras opciones y no han funcionado. El regaliz tiene efectos muy negativos sobre los niveles de andrógenos y el funcionamiento hormonal en los hombres. En numerosos estudios en humanos, por ejemplo, se

ha hallado que inhibe las acciones de la 11-beta-hidroxiesteroide deshidrogenasa, que se utiliza para convertir el cortisol en cortisona y viceversa, en dependencia de la necesidad de cada compuesto. El cortisol es muy activo en el cuerpo y a fin de minimizar sus efectos negativos se mantiene una relación específica de forma natural entre el cortisol y la cortisona (la cortisona natural es estructuralmente diferente de la de los preparados farmacéuticos). El cuerpo convierte ambos tipos de cortisona en cortisol para que se activen. Mediante la inhibición de la 11-beta-hidroxiesteroide deshidrogenasa, el regaliz trastorna la relación cortisol/cortisona. Cualquier desequilibrio en este sentido por lo general tiene efectos secundarios muy negativos.

Los niveles altos de cortisol han sido asociados con el desequilibrio inmunológico, la disminución de la capacidad de utilizar la glucosa en la sangre, el aumento de la pérdida ósea, la osteoporosis, el aumento de la acumulación de grasa alrededor de las caderas y la cintura, el deterioro de la memoria y del aprendizaje, la destrucción de las células del cerebro, y daños en el crecimiento y la regeneración de la piel. Los niveles de cortisol a veces son altos en los levantadores de pesas que entrenan intensamente. En tales casos, se producirá la rotura del tejido muscular porque el cortisol convierte las proteínas de los músculos en glucosa como fuente de energía. Los niveles altos de cortisol también causan una reducción de los niveles de testosterona en el cuerpo. Al parecer, el cortisol suprime la testosterona. Esto ocurre en parte porque la hormona esteroide pregnenolona se convierte en cortisol a través de la actividad enzimática. Si no se convierte en cortisol, entonces la pregnenolona se convierte en testosterona y otros andrógenos basados en la DHEA. El cambio a la producción de cortisol tiende a reducir la producción de DHEA en el cuerpo y, como resultado, los niveles de testosterona.

Además, el regaliz limita la conversión de la 17-hidroxiprogesterona en la androstenediona (que a su vez se convierte en testosterona y DHT) mediante la inhibición de la enzima 17,20-liasa. Los estudios clínicos han detectado que, cuando los hombres usan regaliz, los niveles de testosterona en suero y los de androstenediona disminuyen, mientras que aumentan los de progesterona. Esto se traduce directamente en una disminución de la libido y varias formas de disfunción sexual. Para complicar aun más esta dinámica, el regaliz también contiene al menos siete compuestos estrogénicos. Dos de ellos son estrógenos directos (en lugar de imitadores de estrógeno): clycestrone [sic] y estriol. La primera es similar a la estrona, pero posee solamente el $1/_{533}$ de su potencia. El estriol es (como el estrógeno) uno de los tres esteroides estrogénicos primarios producidos en el cuerpo. Por lo general, los altos niveles de estriol solo se manifiestan en las mujeres durante el embarazo.

En conclusión, consumir regaliz aumenta los niveles de cortisol en el cuerpo, disminuye la producción de testosterona y aumenta directamente los niveles de estrógenos. También posee un número de otros efectos secundarios, a veces graves, ya sea por su uso continuo o porque se han consumido altos niveles de sus extractos.

Debido a estos impactos acumulativos, los hombres que se preocupan por la relación andrógeno/estrógeno no deben usar regaliz, excepto a corto plazo y para condiciones específicas tales como las úlceras estomacales. Aunque la mayoría de las personas no lo sabe, el regaliz se utiliza con cierta frecuencia en las cervezas negras para aumentar la espuma, como colorante y para endulzar el producto (vea el lúpulo más abajo).

Cimífuga (Cimicifuga racesmosa)

La cimífuga o cohosh negro es altamente estrogénica y a menudo se utiliza para normalizar los niveles hormonales femeninos durante la menopausia y aliviar los síntomas asociados a ella, como los sofocos. Ha demostrado ser un antagonista de la producción y liberación de la hormona luteinizante (HL), esencial en la producción de testosterona. A veces los hombres la usan para el dolor muscular, porque es excepcionalmente buena como antiespasmódico. Los hombres con desequilibrios androgénicos deben evitarla a menos que no encuentren otra solución herbaria.

Lúpulo *(Humulus lupulus)*

El lúpulo es más conocido por su uso en la cerveza. La mayoría de los médicos y hombres pasan por alto sus potentes compuestos químicos y no se dan cuenta de que la cerveza en sí puede alterar significativamente los niveles de andrógenos masculinos. Los fabricantes alemanes de cerveza se dieron cuenta hace mucho tiempo de que las mujeres jóvenes que recogían lúpulo en el campo por lo general experimentaban períodos menstruales más tempranos. Con el tiempo, los investigadores descubrieron la razón: el lúpulo es quizás una de las plantas más poderosamente estrogénicas de la Tierra. Solo 100 gramos de lúpulo (alrededor de 3,5 onzas) contienen entre 30000 a 300000 UI de estrógenos, en dependencia del tipo de lúpulo. La mayor parte es estradiol, un estrógeno muy potente. Cuando el estradiol entra en el cuerpo del hombre causa una disminución directa de los niveles de testosterona en los testículos y un aumento en los niveles de globulina fijadora de hormonas sexuales (SHBG, por su sigla en inglés) que a su vez fija aun más testosterona libre en el torrente sanguíneo. Se ha descubierto que el estradiol en el lúpulo también interfiere directamente con la capacidad para producir testosterona de las células de Leydig en los testículos. La presencia de esta sustancia altamente estrogénica en la cerveza no es un accidente.

Antes de la Ley de la pureza de la cerveza alemana de 1516, esta bebida casi nunca contenía lúpulo. De hecho, durante al menos diez mil años se emplearon más de un centenar de plantas diferentes en la elaboración de la cerveza antes de la introducción del lúpulo en la Edad Media. Durante los últimos mil años de ese período, la forma predominante de la "cerveza" se llamaba *gruit*, que contenía una mezcla de milenrama, mirto y lavanda de mar. Estas hierbas, especialmente en la cerveza, producen un estímulo sexual y mental. (Es raro sentir mucho sueño cuando se beben cervezas sin lúpulo.) La Iglesia católica tenía el monopolio de la producción de *gruit*, pero los comerciantes de la competencia y los religiosos protestantes se unieron para romper ese monopolio e imponer la eliminación de todas las hierbas sexualmente estimulantes de la cerveza. Las sustituyeron por una hierba que pone a los bebedores a dormir y embota el deseo sexual en el hombre. Los argumentos legislativos de entonces giraban todos en torno a la cuestión de los efectos estimulantes de las otras hierbas que se usaban en la cerveza. Una pilsner, por ejemplo, fue en sus orígenes una cerveza beleña (*pilsen* significa "beleño"), que es una cerveza psicoactiva increíblemente fuerte, usada históricamente por los guerreros bersekers alemanes antes de la batalla. La Ley de la pureza de la cerveza alemana fue, en efecto, la primera ley de control de drogas promulgada en el mundo.

La cerveza, que tanto promueven los anuncios de televisión como sexy, en realidad puede inhibir fuertemente la potencia sexual en los hombres. Hay una enfermedad muy conocida en Inglaterra —*brewer's droop* o cansancio del cervecero— que se produce en los productores de mediana edad por la manipulación prolongada de plantas de lúpulo. Los componentes químicos de las plantas se transmiten fácilmente a través de la piel de los hombres tal como lo hacían en las mujeres jóvenes de los campos. Muy pocos médicos han notado alguna correlación entre el consumo de cerveza y los niveles de andrógenos o los problemas de disfunción eréctil en sus pacientes. (¿Cuántos hombres que toman Viagra son grandes bebedores de cerveza?) Sin embargo, el doctor Eugene Shippen en *El síndrome de la testosterona* comenta que uno de sus pacientes, sometido a terapia farmacéutica de reemplazo de testosterona, no reaccionaba al tratamiento *hasta que redujo su consumo de cerveza a una o dos cervezas por noche en vez de seis o siete*.[1] El lúpulo es extremadamente potente y *su consumo debe ser limitado o excluido completamente durante toda la terapia de reemplazo de andrógenos*. Estos efectos pueden exacerbarse si las cervezas que se adquieren también contienen regaliz (vea la sección de regaliz al inicio del capítulo), una información que no va a aparecer en la etiqueta de la cerveza.

Es posible comprar cerveza que no interfiera con los niveles de andrógenos, aunque puede ser un poco difícil de encontrar. Algunas cervecerías y bares de cerveza ahora están haciendo mezclas tradicionales. Pregunte en los bares que venden cerveza en su ciudad. Sin embargo, la mejor fuente es Bruce Williams, un fabricante escocés de cerveza que está trayendo de vuelta las cervezas tradicionales de Europa, y especialmente de Escocia (es decir, cervezas europeas antes de que se les adicionara el lúpulo). Williams tiene varias cervezas en producción, que a menudo se pueden encontrar en las grandes ciudades estadounidenses en cualquier tienda que ofrezca una amplia selección de cervezas poco comunes. La cerveza de brezo es excelente, pero quizás más útil sería la cerveza tradicional de pino hecha del pino escocés, *Pinus sylvestris,* cuyo polen contiene testosterona.

También es mejor comprar cervezas que se venden embotelladas. Las cervezas embotelladas han sido carbonatadas en la botella y contienen levaduras vivas. Estas levaduras (conocidas comúnmente como *Saccharomyces cerevisiae*) son extremadamente nutritivas. Contienen niveles muy altos de proteínas, factor de tolerancia a la glucosa y vitaminas del tipo B, especialmente niacina y B1. Como contribuye a regular los niveles de azúcar en la sangre, el factor de tolerancia a la glucosa puede ayudar con muchos de los problemas asociados con la diabetes. La levadura de cerveza contiene los niveles más altos de factor de tolerancia a la glucosa que se puedan encontrar en cualquier alimento. También se ha determinado que reduce los niveles de colesterol y de triglicéridos en suero y una investigación más reciente ha indicado que las levaduras *S. cerevisiae* pueden tener un impacto directo en el mejoramiento de la actividad de los andrógenos en el cuerpo.

Y ya que estoy en el tema...

EL ALCOHOL Y LA SALUD MASCULINA

Estados Unidos está pasando por uno de sus ataques periódicos de "puritanitis" (espasmos o inflamación del reflejo puritano). A pesar de esto, el alcohol ha acompañado a la especie humana por mucho tiempo. Es una sustancia *natural,* que se encuentra en todas partes, y se sabe que muchos organismos vivos como los pájaros y las abejas lo embeben. En realidad, la vida no podría existir sin la fermentación que proporcionan las bacterias y levaduras. Casi todas las culturas indígenas de la Tierra usan la fermentación y lo han hecho durante unos diez mil a treinta mil años. Los antropólogos de la cerveza (sí, existen) han encontrado evidencia significativa de que los egipcios se asentaron donde lo hicieron y desarrollaron la agricultura y sus ciudades allí porque descubrieron que los granos que se cultivaban de forma natural en la región podían fermentarse. En otras palabras, la civilización comenzó cuando empezamos a *beber*, no a pensar.

El alcohol es excepcionalmente bueno para el cuerpo *con moderación*. Estimula el funcionamiento de la mayoría de los órganos, especialmente el hígado y el cerebro, a niveles más óptimos. Sin embargo, en grandes cantidades, se manifiestan sus conocidos efectos negativos. El uso excesivo produce fuertes efectos adversos en el hígado y el cerebro, como es de esperar. Básicamente, un caso de alta estimulación. Sin embargo, es importante tener en cuenta que el consumo de alcohol aumenta significativamente la conversión metabólica de precursores androgénicos a los andrógenos más potentes (fundamentalmente DHEA a androstenediol). También se ha detectado que el consumo moderado de alcohol aumenta la producción de andrógenos por las glándulas suprarrenales y promueve niveles saludables de andrógenos en el cuerpo. Sin embargo, la ingestión de grandes cantidades de alcohol puede agotar los niveles de andrógenos del cuerpo e incluso interferir con su producción. En ratas, el alto consumo de alcohol durante cortos períodos de tiempo drena toda la DHEA del cerebro. Mientras que en los seres humanos, los altos niveles continuados de alcohol reducen la testosterona y otros andrógenos. Los niveles altos y consistentes de alcohol causan la acumulación de alcaloides de tetrahidroisoquinolina, que inhiben la testosterona producidas por las células de Leydig en los testículos. En ese sentido, los alcaloides de tetrahidroisoquinolina pueden ser tan potentes como la hormona femenina estradiol. También interfieren con la capacidad del hígado para eliminar el estrógeno del cuerpo al interferir con el sistema citocromo P-450 de este órgano (la parte del hígado encargada de eliminar estrógenos).

Las fermentaciones de origen natural han demostrado ser mucho más saludables para el cuerpo humano; es decir, vinos y cervezas embotelladas, especialmente cervezas que no contienen lúpulo. La mayoría de los estudios demuestra que una o dos copas de alcohol al día se asocian con una mejor salud. Pero, si se consume más que esto, los niveles de salud podrían comenzar a disminuir. Las uvas también poseen actividad antiaromatasa (ayudan a prevenir la conversión de testosterona a estradiol) y propiedades antioxidantes (mantienen elevada la vitalidad celular). Los vinos tintos también contienen polifenoles, que son excepcionalmente buenos en la regulación de los impactos de la grasa en la salud del cuerpo. El contenido de alcohol se limita normalmente a alrededor del 12 por ciento porque unos niveles más altos matan la levadura. Es sobre todo cuando el contenido de alcohol va más allá de ese nivel (como ocurre con las bebidas destiladas), cuando se retiran las levaduras (contrarrestan muchos de los efectos secundarios de la ingestión del alcohol, tales como la pérdida de vitaminas del complejo B), o cuando se consume en exceso (como hacemos con el azúcar o las grasas), que comienzan a verse los efectos secundarios.

Toronja (Citrus paradisi)

Tengo el placer de hallar finalmente una buena razón para mi larga aversión a la toronja. A través de una serie de vías (en especial los efectos en el sistema citocromo P-450, que descompone los estrógenos en el hígado), la toronja interfiere con la eliminación de estrógenos del cuerpo, por lo que aumenta los niveles generales de estrógeno. Deben evitarla los hombres que han tenido un tratamiento para mejorar los niveles de andrógenos... Bueno, probablemente debieran evitarla todos los hombres.

OTRAS COSAS QUE DEBEN EVITARSE

Hay una serie de sustancias que interfieren con la eliminación del estrógeno en los hombres. (En esencia, aumentan los niveles de estrógeno al inhibir la enzima de fase I P-450, que descompone el estrógeno en el hígado.) Si usted está enfrentando un deterioro en la relación andrógeno/estrógeno, es importante entender que estas sustancias pueden tener un fuerte impacto en los niveles de estrógeno.

- Antiinflamatorios: ibuprofeno, ketoprofeno, diclofenaco, paracetamol, aspirina, propoxifeno
- Antibióticos: sulfonamidas, tetraciclinas, penicilinas, cefazolinas, eritromicina, isoniazida, floxin
- Antimicóticos: miconazol, itraconazol, fluconazol, ketoconazol
- Estatinas (fármacos para reducir el colesterol): lovastatina, simvastatina
- Antidepresivos: fluoxetina, fluvoxamina, paroxetina, sertralina
- Antipsicóticos: clorpromazina, haloperidol
- Medicamentos para el corazón o la hipertensión: propranolol, quinidina, amiodarona (también inhibe la producción de testosterona), warfarina, metildopa
- Bloqueadores de los canales de calcio: antiácidos, omeprazol, cimetidina

8 PARA MEJORAR LA SEXUALIDAD MASCULINA
Potencia eréctil, producción y motilidad del esperma, y bienestar de la próstata

La cantidad de espermatozoides que un hombre libera
en una sola eyaculación es 175 000 mayor que el
número de óvulos que una mujer produce durante
toda su vida. Puede ser mayor que la cantidad de
personas que viven en Norteamérica; cientos de
millones.

LYNN MARGULIS Y DORION SAGAN,
DANZA MISTERIOSA

William Masters y Virginia Johnson realizaron algunos de los primeros amplios estudios de investigación sobre la sexualidad en la segunda mitad del siglo XX. Hay un hallazgo importante para comprender la naturaleza de nuestra sexualidad como hombres y es que, en el útero, los bebés varones tienen erecciones regularmente, así como los bebés varones después de nacer. Nuestra sexualidad es parte de nosotros tanto como lo es la respiración, nuestra necesidad de alimentarnos, nuestra necesidad de amar. A través de ella aprendemos uno de los patrones más profundos que se ha impregnado en casi todas las formas de vida en la Tierra. A través de ella también podemos experimentar la alegría de unirnos con otro ser humano en uno de los actos más íntimos y placenteros que se conocen. Sin embargo, esta sexualidad profundamente arraigada en los hombres se irradia al exterior y se convierte en mucho más que una simple forma de la procreación humana, de intercambio agradable o de intimidad profunda. Nuestra vitalidad sexual fluye a través de cada cosa que hacemos, infunde nuestras labores, nos ayuda a crear nuevas formas de trabajo, recreación e intimidad. Es un elemento esencial en nuestra respuesta al mundo que tenemos frente a nosotros y está íntimamente conectada con nuestra capacidad para la imaginación. Las investigaciones han demostrado que la testosterona es un producto químico neuronal importante, no solo una hormona sexual. Tiene muchos impactos en el sistema nervioso central y en el funcionamiento del cerebro. Los hombres disfrutan viendo a las mujeres, en parte, porque eso estimula inmediatamente su producción de testosterona, lo que estimula su imaginación, lo que estimula más testosterona, lo que estimula...bueno, ya conocen el resto.

Ese aumento de la vitalidad masculina infunde todo lo que el hombre hace durante el día. Aumenta la agilidad física, mejoran los niveles de energía, y el cerebro, impregnado con enormes cantidades de testosterona, está más alerta e imaginativo. Un estudio realizado en el Instituto Max Planck en Alemania en 1974 reveló que tres cuartas partes de los hombres a los que se les mostró una película ligeramente erótica experimentaron aumentos significativos en sus niveles sanguíneos de testosterona. Otro estudio halló que esos niveles altos de testosterona, como es lógico, aumentan la resistencia y la inmunidad a muchas enfermedades. Hay una razón que explica por qué los hombres están biológicamente obligados a mirar a las personas que consideran sexualmente atractivas: la acción de mirar estimula la producción de testosterona en el cuerpo y el cerebro.

Cuando caen los niveles de andrógenos o la relación andrógeno/estrógeno está demasiado alterada, se afectan muchas cosas. Gran parte de los problemas sexuales que enfrentan los hombres puede relacionarse directamente con los altos niveles de productos químicos estrogénicos en el medio ambiente. Además de los bajos niveles de testosterona libre y desequilibrios en la proporción de andrógenos/estrógenos, los problemas más comunes son la infertilidad, la disfunción eréctil o impotencia, la prostatitis y la hiperplasia benigna de próstata (HBP).

Muchas de las plantas ya presentadas en este libro son buenas para muchas de esas situaciones, otras son más específicas. Cuanto más sanos estén los testículos, las glándulas suprarrenales, la glándula prostática y el sistema circulatorio, mejor será la salud sexual de un hombre y más activa la producción de andrógenos.

INFERTILIDAD

Por lo general, la *infertilidad* en los hombres tiene que ver con un bajo conteo de espermatozoides (oligospermia) o un estado comatoso del esperma, cuya motilidad se ve afectada. Hay una serie de plantas, suplementos y alimentos que han demostrado ser útiles para estos problemas, muchas de ellas en estudios clínicos o ensayos.

Hay cuatro plantas y una combinación de plantas medicinales que parecen ser las mejores vías para estimular la producción de esperma y la motilidad de los espermatozoides. Son el cornejo chino, el tribulus, Speman y el ginseng.

Cuidado natural para la infertilidad

Dosis recomendada de dos a seis meses:

Cornejo chino: En forma de té, diariamente

Tribulus: 250 mg tres veces al día

Speman: Dos tabletas tres veces al día

Tintura de ginseng panax y tienchi: Hasta $1/3$ de cucharadita al día

L-carnitina: 500 a 1 000 mg al día

L-arginina: 500 a 3 000 mg al día

Vitamina C: 500 a 1 000 mg al día

Zinc: 20 a 40 mg al día

Vitamina B: Diariamente como un suplemento

Cornejo chino *(Cornus officinalis)*

Familia: Cornáceas

Parte empleada: Fruta

Colecta y hábitat: El cornejo chino, también llamado cornejo japonés, es un árbol ornamental, al igual que nuestros cornejos estadounidenses. Crece naturalmente en el este de China y Japón, y se ha plantado como árbol ornamental en casi todo el mundo. La fruta se cosecha cuando está madura. Debe tener un color anaranjado y sabor amargo, más o menos como un cruce entre un arándano y un caramelo de naranja.

Efectos: El fruto del cornejo chino, llamado *Fructus corni* o Shan zhu yu en la medicina china, se ha utilizado durante miles de años como tónico/ estimulante para el sistema renal/urinario y como tónico para el sistema reproductivo masculino. La corteza es un febrífugo (reduce la fiebre) y a veces se utiliza contra la malaria. La corteza de muchas otras especies de cornejo se utiliza para tratar síntomas de la malaria, pero con esta especie se prefieren las frutas.

La fruta se seca y se utiliza por lo general como un té para: impotencia, falta de deseo sexual, incontinencia, micción frecuente, zumbido de oídos, vértigo, pérdida del cabello, artritis y diabetes. Curiosamente, este conjunto de problemas físicos está asociado con niveles bajos o anormales de testosterona y escasa circulación sanguínea, que a su vez está relacionada con niveles anormales de andrógenos.

Sobre el cornejo chino: Muchos botánicos consideran que el cornejo chino se asemeja mucho a nuestro cornejo americano *(Cornus florida)* y algunos profesionales consideran que los dos tienen propiedades medicinalmente similares. Sin embargo, los únicos estudios específicos sobre la motilidad del esperma se han realizado con la especie asiática.

El interés actual en la planta ha estado motivado por su uso durante varios miles de años como agente para la fertilidad masculina, por lo general en forma de té, tanto en Japón como en China. Aunque limitados, los estudios que se han realizado en Occidente sobre el cornejo son muy prometedores. El consumo regular de una infusión (té fuerte) del cornejo sistemáticamente ha resultado en una mejor motilidad de los espermatozoides, con un aumento general de su movilidad de hasta un 68 por ciento. Se ha aislado un componente químico particular de la fruta (hasta el momento identificado solo como C4) y se encontró que es el más potente, con una mejora en la motilidad de un 120 por ciento. Otros estudios han hallado que el cornejo aumenta el flujo de sangre a los riñones y el bazo, y que su fruta aumenta las defensas antioxidantes del tejido endotelial vascular del corazón.

Dosis recomendada: Prepare una infusión poniendo en remojo 1 onza de la fruta seca en un litro de agua caliente veinte minutos. Comience con 1 taza por día y aumente lentamente a 3 por día al final de una semana. Agregue miel si desea porque la hierba es un tanto amarga.

El cornejo puede ser un poco difícil de encontrar. Los proveedores de Internet y los herbolarios chinos son las mejores fuentes. Consulte la sección sobre recursos y fuentes de suministros en este libro para ver los proveedores.

Contraindicaciones y efectos secundarios: No lo emplee si hay presencia de sangre en la orina o la micción es dolorosa.

Interacciones con otras hierbas o medicamentos: Ninguna que se conozca.

Tribulus (*Tribulus terrestris*)

Sobre el tribulus: El tribulus fue tratado ampliamente en el capítulo 4. Consulte ese capítulo para obtener más datos sobre la planta. Incluyo aquí solo el material relacionado directamente con la infertilidad.

Acción específica en casos de infertilidad: Cada testículo contiene unos quinientos túbulos contorneados que, si se extendieran de una punta a otra, abarcarían unos 230 metros. Dentro de estos túbulos están las células de Sertoli que producen la proteína fijadora de andrógenos y el esperma. La proteína fijadora de andrógenos invoca tanto a la testosterona como a la DHT dondequiera que se encuentren con el fin de concentrar los andrógenos en un lugar específico. Esa proteína se concentra en las células de Sertoli y el epidídimo, la estructura alargada en la parte posterior de cada testículo. Se necesitan sesenta y cuatro días para que las células de Sertoli produzcan esperma, lo que hacen en intervalos de dieciséis días. Los espermatozoides que no han madurado, llamados espermatogonias, lo hacen secuencialmente en espermatocitos, espermátidas y luego en espermatozoides (también conocidos como esperma).

El tribulus tiene funciones específicas en las células de Sertoli y las de Leydig en los testículos. Hace que el hipotálamo libere más hormona luteinizante (que estimula las células de Leydig a producir más testosterona), aumenta la densidad de las células de Leydig (creando así más células para hacer la testosterona), incrementa los niveles de proteína fijadora de andrógenos, lo que aumenta la cantidad de testosterona y DHT en las células de Sertoli y el epidídimo (que acrecienta maduración eficiente de espermatozoides), aumenta el número de espermatogonias y la transformación de las espermatogonias en espermatocitos y espermátidas. Como resultado, los hombres que consumen esta hierba son más fértiles.

Como se trató previamente en el capítulo 4, los estudios clínicos han descubierto que entre el 50 y 80 por ciento de los hombres que usan preparaciones estandarizadas de tribulus experimentan una mejora significativa en la producción de espermatozoides y su motilidad. En un estudio se observó que tomar 500 mg tres veces al día durante sesenta días aumentaba significativamente la producción de esperma de los hombres diagnosticados con oligozoospermia idiopática (hombres que no muestran espermatozoides en el semen sin una causa discernible). La libido, la erección, la eyaculación y el orgasmo aumentaron significativamente en el 80 por ciento de los hombres. Otro estudio doble ciego, controlado con placebo, mostró aumentos significativos en la motilidad de los espermatozoides con las correspondientes disminuciones en los espermatozoides inmóviles. Otros numerosos estudios han mostrado resultados similares. Se ha determinado que el tribulus aumenta los niveles de la hormona luteinizante, la hormona estimulante del folículo (FSH, por su sigla en inglés), la DHEA y, curiosamente, el estradiol en mujeres y la testosterona en los hombres, pero no a la inversa. Esto indica que es un adaptógeno y tónico general del sistema reproductor, en lugar de tener un efecto específico en uno u otro sexo.

Dosis recomendada: El tribulus está disponible bajo varias marcas, como Tribestan, Trilovin o Libilov, y se puede encontrar fácilmente en Internet y en muchas tiendas de alimentos naturales. La dosis habitual para la infertilidad es de entre 250 y 500 mg al día durante dos a tres meses (o como se indique).

Los frutos también se pueden utilizar (como se ha hecho durante miles de años) en forma de infusión o decocción en polvo: de 1,5 a 3 g al día.

Efectos secundarios y contraindicaciones: No se conoce que la planta en sí cause reacciones adversas en las personas y, que se sepa, no hay contraindicaciones para su uso. Sin embargo, las ovejas y cabras no responden bien a la hierba. A veces la planta puede infectarse con un hongo mientras está almacenada. Esto puede evitarse si uno mismo cosecha la planta o si se compra un preparado comercial estandarizado.

Interacciones con otras hierbas o medicamentos: Ninguna que se conozca.

Speman

Speman es una combinación herbal utilizada durante mucho tiempo en la práctica tradicional de la India (ayurveda). Contiene: *Orchis mascula* (65 mg), *Lactuca scariola* (16 mg), *Hygrophila spinosa* (32 mg), *Macuna pruriens* (16 mg), *Parmelia parlata* (16 mg), *Argyeia speciosa* (32 mg), *Tribulus terrestris* (32 mg), *Leptandenia reticulata* (16 mg) y suvarnavang (oro musivo, 16 mg). Varios ensayos clínicos han explorado su uso en una amplia variedad de afecciones, como la oligospermia (bajo conteo de espermatozoides), oligozoospermia (ausencia de espermatozoides en la eyaculación), astenospermia (falta de eyaculación), necrozoospermia (espermatozoides muertos), prostatitis y HBP. Aproximadamente la mitad de los hombres que toman Speman muestran aumentos significativos en el recuento de espermatozoides y su motilidad, y muchas de sus esposas después quedan embarazadas.

Los estudios clínicos han incluido desde tan solo veintiún hombres hasta seiscientos. En uno de estos estudios, a 307 hombres de entre 22 y 45 años de edad se les administraron dos comprimidos de Speman tres veces al día durante tres meses. A los tres meses, la mitad de las parejas pudo concebir. Se ha determinado en una serie de ensayos clínicos que Speman también es eficaz en el tratamiento de la prostatitis y la hiperplasia benigna de próstata.

Speman también se ha utilizado *in vivo* y se ha visto que estimula la actividad sexual en ratones y les protege los testículos, el epidídimo y las glándulas suprarrenales de la contaminación por cadmio. Es interesante que Speman muestre un efecto protector y tónico general sobre el sistema reproductivo masculino, ya que no solo corrige los desequilibrios, sino que también evita daños futuros.

Dosis recomendada y disponibilidad: Dos tabletas tres veces al día durante tres meses. Repetir si es necesario. Ampliamente disponible en Internet a través de los proveedores de medicina ayurveda.

Efectos secundarios y contraindicaciones: Menos del uno por ciento de las personas que toman Speman se quejan de mareos por un tiempo, que es el único efecto secundario conocido.

Interacciones con otras hierbas o medicamentos: La literatura sobre el tema no menciona ninguna interacción por el momento.

Ginseng asiático (Panax ginseng)
Sobre el ginseng asiático: En numerosos estudios se ha determinado que esta especie aumenta la producción de esperma. Eso lo tratamos detalladamente en el capítulo 4. Consulte ese capítulo para obtener más información.

Dosis recomendada: El ginseng asiático puede tomarse en forma de tabletas, de 1 a 9 g al día, o como tintura. La tintura se prepara 1: 5 en 70 por ciento de alcohol. Además, el rango normal (en EE.UU.) es: entre

5 y 20 gotas al día de tintura de ginseng kirin (rojo oscuro), y entre 20 y 40 gotas al día del blanco. Los asiáticos lo consumen a menudo en dosis mucho más altas. **Nota:** En casos de reemplazo de andrógenos, se debe utilizar el ginseng asiático y *no* el americano. Por lo general, prefiero combinar el ginseng asiático con ginseng tienchi (véase la tabla que sigue). Yo uso una combinación de tienchi (tinturado 1:5, 70% de alcohol) y de ginseng asiático, mitad y mitad. Tomo $1/3$ de cucharadita al día en agua.

Disponibilidad: El ginseng asiático está ampliamente disponible en muchas formas en las tiendas naturistas y en Internet.

Efectos secundarios y contraindicaciones: El ginseng puede ser muy estimulante y debe utilizarse en pequeñas dosis al principio, que se aumentarán al acostumbrarse a él. A veces puede causar hipertensión, especialmente en dosis altas y prolongadas, y está contraindicado para las personas con presión arterial muy elevada. Puede administrarse con cuidado en casos de hipertensión leve y con supervisión cuando se trata de hipertensión moderada. El uso excesivo por mucho tiempo puede causar insomnio, tensión muscular, dolores de cabeza y a veces palpitaciones. Puede causar dificultad para conciliar el sueño si se toma antes de acostarse. Debido a que afecta los niveles de andrógenos y testosterona, no debe ser utilizado por los varones adolescentes.

Interacciones con otras hierbas o medicamentos: Evitar el uso de ginseng con warfarina (Coumadin), fenelzina (Nardil), digoxina (Lanoxin) o haloperidol (Haldol). Evitar fármacos hipoglucemiantes, anticoagulantes y estimulantes adrenales. Se debe tener precaución cuando se usan inhibidores de la MAO. El ginseng puede bloquear las acciones analgésicas de la morfina.

Ginseng tienchi (*Panax notoginseng*)

Sobre el tienchi: Varios estudios ha revelado que el ginseng tienchi aumenta la producción de esperma, algo que tratamos en detalle en el capítulo 4. Remítase a ese capítulo para obtener más información.

Dosis recomendada: Tintura de 1:5, 30 gotas (el equivalente a 1,5 ml o ⅜ de cucharadita) tres veces al día. En casos de agotamiento grave, se puede aumentar la dosis hasta el doble, pero se deben observar los efectos secundarios. Nota: Para la salud masculina, como agente contra la fatiga y para mejorar los niveles de la testosterona, prefiero combinar el ginseng tienchi con ginseng asiático. Generalmente uso una combinación de tienchi (tinturado 1:5, en 70% de alcohol) y asiático, en partes iguales. Tomo ⅓ de cucharadita al día.

Efectos secundarios y contraindicaciones: Aunque no es comúnmente conocido, el tienchi puede producir reacciones alérgicas en un pequeño porcentaje de quienes lo usan. Por lo general, se manifiestan como una especie de erupción: urticaria, pápulas rojas, picazón y enrojecimiento de la piel. En muy raras ocasiones puede haber anafilaxia leve, dolor abdominal o hinchazón, o diarrea, pero son reacciones infrecuentes, con unos diecinueve casos reportados entre millones de usuarios.

Las altas dosis de esta hierba pueden causar nerviosismo, insomnio, ansiedad, dolor de pecho, dolor de cabeza, presión arterial elevada y agitación. La planta es una hierba corticosteroidogénica; es decir, que estimula la producción en las glándulas suprarrenales de esteroides catabólicos como la adrenalina y el cortisol.

El ginseng tienchi debe suspenderse al menos siete días antes de una cirugía, ya que puede reducir los niveles de glucosa en la sangre y actuar como un anticoagulante. No debe utilizarse durante el embarazo debido a que sus componentes pueden transferirse a los niños lactantes a través de la leche materna. (Estas situaciones se corrigen cuando se interrumpe el consumo del ginseng). Los hombres adolescentes no deben usarlo debido a posibles conflictos androgénicos.

Interacciones con otras hierbas o medicamentos: No usar con agentes anticoagulantes o warfarina (puede disminuir la eficacia de esos medicamentos). Puede aumentar, y probablemente aumentará, los efectos de los estimulantes de tipo anfetamínico, incluida la cafeína. No utilice con el antipsicótico haloperidol porque puede incrementar los efectos de este fármaco. El tienchi pudiera bloquear los efectos de la morfina, y su uso con inhibidores de la MAO tales como la fenelzina puede causar dolores de cabeza, episodios maníacos y temblores.

Suplementos contra la infertilidad

Hay cinco suplementos contra la infertilidad que han resultado útiles para la producción de esperma en los hombres. Ellos son la arginina, la carnitina, vitaminas del complejo B, vitamina C y zinc. **Nota:** La L-arginina y L-carnitina, a diferencia de la arginina y carnitina, son las formas naturales de estas sustancias, en vez de los productos farmacéuticos sintéticos. Cuando compre suplementos asegúrese de que usted compra la forma "L-" tanto de la carnitina como de la arginina, ya que son más eficaces.

L-arginina

La L-arginina, un aminoácido por lo general presente en el cuerpo, en algunos casos mejora significativamente la motilidad y el conteo del esperma. La arginina es un aminoácido esencial necesario para la replicación de las células, por lo que es un nutriente importante en la producción de esperma. Es una fuente natural de óxido nítrico, crucial para las erecciones (ver la sección de la disfunción eréctil, página 123). Un estudio reveló que el recuento de espermatozoides se duplicó en dos semanas con el uso de L-arginina. En otro, el 74 por ciento de los 178 hombres con bajo conteo de esperma mostró un aumento significativo en la motilidad y producción de esperma. Este último estudio usó 4 g de L-arginina al día.

Dosis recomendada: Tome una o dos cápsulas de 500 mg hasta tres veces al día. La arginina está presente en grandes cantidades en el polen del pino, semillas de girasol, nueces de Brasil, almendras, cacahuetes, lentejas, frijoles y soja. El uso de abundantes cantidades en la dieta puede ayudar a aumentar los niveles de arginina en el cuerpo.

Efectos secundarios: La L-arginina debe evitarse en casos de culebrilla o herpes, ya que puede agravar el brote de esas enfermedades. Por lo general no inicia un brote, pero los virus existentes pueden utilizar la arginina para incrementar la replicación. La L-arginina también puede afectar los niveles de azúcar en la sangre y los diabéticos solo deben tomarla bajo la supervisión de un profesional de la salud.

L-carnitina

El epidídimo, la estructura oblonga conectada a la parte posterior de los testículos, es la primera parte de los conductos excretores de los testículos y, al igual que los espermatozoides, contiene cantidades muy concentradas de L-carnitina. Los bajos niveles de L-carnitina son la causa directa de la baja motilidad y baja producción de los espermatozoides. El aumento de los niveles de L-carnitina incrementa inmediatamente la motilidad del esperma: a mayores cantidades, mayor motilidad. Un estudio concluyó que el consumo de 1 000 mg de L-carnitina tres veces al día durante tres meses aumentó el conteo de espermatozoides y su movilidad en treinta y siete de los cuarenta y siete hombres que la utilizaron.

Dosis recomendada: 500 a 1 000 mg, tres veces al día.

Complejo vitamínico B

Se ha demonstrado que una serie de vitaminas del grupo B tienen un efecto tanto en la sexualidad como en el conteo de esperma. La deficiencia de vitamina B_{12}, por ejemplo, lleva a la reducción del número de espermatozoides y su motilidad. Algunos estudios han mostrado un aumento significativo en el recuento de espermatozoides y su motilidad cuando a los hombres se les administró de 1 000 a la 6 000 mcg de vitamina B_{12} al día.

La niacina, otra vitamina B, puede producir un color en la piel muy similar al que muestran muchas personas durante el acto sexual. Hay una dilatación de los capilares y los vasos sanguíneos, y un aumento del flujo de sangre por todo el cuerpo. Los estudios *in vivo* con sementales han demostrado que la niacina aumenta su capacidad de alcanzar el orgasmo. Muchas personas que la toman también reportan un mayor disfrute del sexo. Se ha comprobado que la vitamina B_5 aumenta la fortaleza y la resistencia, y tiene un gran efecto en el mantenimiento sano de las glándulas suprarrenales, fuente de la mayor parte de DHEA en el cuerpo. La colina, otro miembro de la familia de la vitamina B, ha demostrado tener fuertes efectos en el sexo. La colina está conectada a la producción de acetilcolina, el neurotransmisor primario que envía señales desde el cerebro a los sistemas musculares en todo el cuerpo. Algunos estudios han indicado que los suplementos de colina aumentan la respuesta sexual, los niveles de interés y la resistencia. Es importante tomar una buena fórmula de complejo B con regularidad, a la que se pudiera agregar entre 1 000 y 6 000 mcg de vitamina B_{12}.

Vitamina C

Se ha descubierto que la vitamina C promueve directamente el buen estado del esperma y su motilidad. La vitamina C juega un papel importante en la protección contra daños al ADN espermático. En un estudio se redujo la vitamina C de 250 mg a 5 mg por día. El número de espermatozoides con daño en el ADN aumentó al 99 por ciento, mientras que los niveles de ácido ascórbico en el líquido seminal disminuyeron en un 50 por ciento. También se ha descubierto que la vitamina C aumenta la motilidad del esperma en los fumadores (que tienden a tener menor movilidad de los espermatozoides). El consumo diario de entre 200 y 1 000 mg de vitamina C puede aumentar la motilidad y la producción de semen, y reducir la aglutinación de los espermatozoides. (Si se aglutina más de un 25 por ciento de esperma, la fertilidad se ve gravemente afectada.) En un estudio, a los veintiún días, la cantidad de espermatozoides aglutinados en los hombres que tomaron vitamina C había caído al 11 por ciento. A finales de los sesenta días, todas las mujeres cuyos hombres estaban tomando vitamina C ya habían concebido, pero ninguna en el grupo de placebo lo había logrado. La vitamina C también aumenta la producción de testosterona y mejora el sistema P450 en el hígado, lo que elimina el exceso de estrógenos.

Yo prefiero ingerir la vitamina C como polvo efervescente no ácido disuelto en agua, algo parecido al Alka-Seltzer. Es mucho más fácil tomarla por esa vía y el cuerpo la asimila mucho más rápido.

Dosis recomendada: Tomar entre 500 y 1.000 mg al día.

Efectos secundarios: La vitamina C puede causar malestar estomacal, flatulencia y diarrea cuando se toma en grandes cantidades. A menudo se prescribe "t.i." o "d.i.", que significa "tolerancia intestinal" o "dosis de intestino". Tan pronto como su cuerpo obtiene la vitamina C que necesita, excreta el resto. Cuando consuma la vitamina C de "t.i.", tómela hasta que aparezcan los síntomas y luego reduzca la dosis ligeramente. Esa es su dosis de tolerancia intestinal.

Zinc

Cada vez que un hombre eyacula, utiliza 5 mg de zinc. El zinc está altamente concentrado en los espermatozoides y en el fluido seminal, y la eyaculación frecuente puede llevar a que el zinc se agote, especialmente si la dieta es pobre. La insuficiencia de zinc en los hombres da lugar a la disminución de la libido, niveles bajos de testosterona y bajo conteo de esperma. Los niveles de zinc son generalmente bajos en los hombres infértiles con un conteo bajo de espermatozoides. El aumento de los niveles de zinc en el cuerpo puede tener un efecto inmediato y eficaz en la producción y motilidad de los espermatozoides, e incluso en los niveles de testosterona en la sangre. Varios estudios han demostrado que los suplementos con zinc afectan de inmediato y significativamente la motilidad del esperma y su producción. Incluso en los casos de infertilidad de larga data (más de cinco años), el zinc puede tener un efecto poderosamente positivo en un período de dos meses. Un estudio indica el embarazo en dos meses del 40 por ciento de las esposas de hombres que tomaron zinc con regularidad.

Dosis recomendada: Los hombres mayores de cuarenta deben tomar de 20 a 40 mg al día.

Alimentos contra la infertilidad

Se ha determinado que hay una serie de alimentos que ayudan a aumentar el número de espermatozoides: las nueces de anacardo oriental, el ajo y las ostras.

Nueces de anacardo oriental (*Semecarpus anacardium* o *Anacardium occidental*)

Familia: Anacardiáceas

Partes empleadas: La nuez, aunque la fruta (que es deliciosa) y el jugo de la fruta también se han utilizado con fines medicinales.

Colecta y hábitat: El anacardo oriental crece en toda la India y partes de China. Produce un receptáculo carnoso, al que a menudo se le llama manzana, al final del cual crece la nuez en forma de riñón. Tiene una cubierta exterior, de color ceniciento, y una carcasa interior que cubre la nuez. Entre esas dos cubiertas hay un aceite altamente cáustico e inflamable. (El árbol está emparentado con la hiedra venenosa.) Debe tenerse precaución extrema para evitar que el aceite entre en contacto con la piel durante la cosecha y el procesamiento de la nuez.

Efectos: Nutritivo, tónico cardíaco, afrodisíaco leve.

Sobre las nueces de anacardo oriental: En la India, el anacardo oriental se conoce comúnmente como la nuez que "marca" porque la savia del árbol (y a veces el jugo de la nuez) se ha utilizado tradicionalmente para hacer una tinta indeleble. En la medicina ayurvédica tradicional, el centro de la nuez se considera nutritivo, un tónico digestivo y cardíaco, y un estimulante respiratorio. En la práctica Unani, se utiliza para la poliuria (la secreción excesiva de orina), para mejorar la memoria y como afrodisíaco. En la medicina popular de todo el mundo es común considerar el anacardo como un afrodisíaco leve y un estimulante sexual para los hombres. Curiosamente, algunos estudios clínicos están empezando a llegar a esa misma conclusión.

En dos ensayos con humanos que se llevaron a cabo con el anacardo oriental se usaron los cotiledones, que son las primeras hojas que brotan de la nuez cuando germina. Se preparó una infusión usando 2,4 g del cotiledón seco y se le suministró a un grupo de veinte hombres durante catorce semanas; y a otro de treinta y dos hombres, durante sesenta y ocho semanas. Se observaron mejoras en la fertilidad, la movilidad de los espermatozoides y la producción de semen.

Dosis recomendada: Coma la nuez, con la frecuencia deseada como parte regular de la dieta.

Efectos secundarios y contraindicaciones: Alergias a las nueces. De lo contrario, no se conocen efectos secundarios o contraindicaciones.

Ajo (*Allium sativum*)

Como se indicó previamente en el capítulo 6, el ajo tiene una larga reputación como alimento de apoyo sexual para los hombres. Parte de esto se debe a su capacidad fiable para reducir la presión arterial y mejorar el flujo sanguíneo. El ajo también estimula todo el sistema hormonal masculino, por lo tanto aumenta la producción de testosterona y la libido. Además, existen indicios de que mejora la producción de semen. Uno ensayo *in vivo* con ratones demostró un aumento significativo en la producción de semen simplemente al añadírseles zumo de ajo a su comida. Por esta y otras muchas razones, tiene sentido agregar con frecuencia el ajo a la dieta regular.

Interacciones con otras hierbas y medicamentos: Evite tomarlo si usted está usando anticoagulantes, paracetamol (acetaminofeno), o clorpropamida.

Ostras

Las ostras han sido consideradas una ayuda para el sexo desde hace mucho. La razón es que las ostras tienen una alta concentración de zinc. El zinc es, quizás, el oligoelemento más necesario para la producción de espermatozoides sanos y uno de los minerales más importantes para la salud masculina. Cien gramos de ostras, alrededor de 4 oz, contienen 150 mg de zinc. Cómalas tan a menudo como desee.

Lo que debe evitarse

Los hombres con problemas de infertilidad deben evitar a toda costa el aceite de algodón. En este caso también se aplican las precauciones normales sobre las plantas estrogénicas.

Aceite de algodón

Los hombres que usan regularmente el aceite de semilla de algodón crudo han experimentado un bajo conteo de esperma y, si no paran de consumirlo, sus testículos dejan de producir espermatozoides. Esto se debe a que el aceite de semilla de algodón contiene un potente compuesto que afecta la fertilidad masculina, llamado gosipol y que inhibe fuertemente la producción de semen. Asegúrese de que nada de lo que esté comiendo contenga aceite de semilla de algodón (que se encuentra a menudo en los aceites sólidos de cocina).

Plantas estrógenas

Como se mostró en el capítulo anterior, evite el regaliz, la cimífuga o cohosh negro, y especialmente el lúpulo (como suplemento o en la cerveza). Todos pueden interferir con la espermatogénesis (la creación de espermatozoides). Las sustancias estrogénicas como el lúpulo interfieren con la producción de la hormona folículo estimulante (FHS, por su sigla en inglés). En los hombres, la FSH influye en el funcionamiento de las células de Sertoli en los testículos, lo cual a su vez ayuda en muchos aspectos a la producción y maduración de las células seminales. Cualquier sustancia que reduzca ese proceso causa un bajo conteo de espermatozoides.

DISFUNCIÓN ERÉCTIL

Se estima que unos treinta millones de estadounidenses —alrededor de un tercio de la población masculina sexualmente activa— sufren de algún tipo de disfunción eréctil. Cuando la Viagra salió al mercado, se entregaron un millón de prescripciones durante el primer año, lo que representó mil millones de dólares en ventas para el gigante farmacéutico Pfizer. Sin embargo, con el uso continuado también han comenzado a conocerse sus efectos secundarios. Al cabo de cinco meses, la Administración de Medicamentos y Alimentos de EE.UU. (FDA, por su sigla en inglés) confirmó que habían muerto sesenta y nueve personas que usaron Viagra. Según muchos consideraron, cuarenta y seis de las muertes estaban relacionadas con enfermedades cardiovasculares exacerbadas por el fármaco. Aunque se puede tener en cuenta la Viagra, hay un gran número de remedios naturales para tratar la impotencia, y la mayoría de ellos tienen pocos o ningún efecto secundario. Una de las ventajas de las alternativas naturales es que, a la larga, pueden corregir las causas subyacentes de muchos problemas de erección. La Viagra no puede lograrlo, y hay que tomarla para siempre (un problema común con los productos farmacéuticos).

Hay una serie de causas de la disfunción eréctil, pero cuatro de las más frecuentes son:

- estrógenos o imitadores del estrógeno en el medio ambiente o la dieta
- medicamentos (pueden causar problemas de erección)
- aterosclerosis de la arteria del pene (básicamente arterias bloqueadas por la grasa)
- altos niveles de azúcar en la sangre relacionados con la diabetes, lo que causa un estrechamiento de los vasos sanguíneos

Varios investigadores y médicos consideran que aproximadamente la mitad de los problemas de disfunción eréctil provienen de la aterosclerosis. La erección depende de un fuerte suministro de sangre al pene y, si hay una mala circulación en las extremidades debido a la obstrucción de las arterias, a menudo hay un suministro insuficiente de sangre para producir una erección.

Si usted tiene disfunción eréctil, pida que le hagan un examen de niveles altos de colesterol y diabetes. Unas simples pruebas en un consultorio médico pueden determinar fácilmente la presencia de cualquiera de estas condiciones. Además, verifique los efectos secundarios de los medicamentos que esté tomando, porque decenas de ellos causan impotencia. A veces, el problema es así de simple.

Remedios naturales para la disfunción eréctil

Tome las siguientes hierbas y suplementos durante dos a seis meses:

Ginkgo: 30 a 120 mg tres veces al día de una fórmula estandarizada

Tribulus: 250 mg dos veces al día

Muira puama: 250 mg tres veces al día

L-arginina: una o dos cápsulas de 500mg hasta tres veces al día

L-fenilalanina: 100 a 500 mg al día

L-tirosina: 100 a 500 mg al día

L-colina: 1 a 3 g al día

Zinc: 20 a 40 mg al día

Ginkgo (*Ginkgo biloba*)

Familia: Ginkgoáceas

Partes empleadas: Hojas

Colecta y hábitat: El ginkgo es un árbol originario de Asia (aunque creció también en América del Norte hace millones de años, antes de extinguirse en este continente) y ahora se plata como ornamento en todo el mundo. Las hojas se cosechan en el otoño cuando se tornan de su color verde normal a uno dorado intenso.

Efectos: El ginkgo es un vasodilatador, relajante, antiinflamatorio, antimicrobiano, y un estimulante circulatorio cardiaco y cerebral. Se han realizado decenas de estudios con el ginkgo para su uso en la estimulación de la circulación periférica y mejora del flujo sanguíneo en el cerebro, las piernas y el pene. Muchos han sido ensayos doble ciego, controlados por placebo y cruzados. Todos ellos han demostrado la eficacia del ginkgo.

El ginkgo se ha ganado su reputación moderna como ayuda contra los problemas de memoria que a veces ocurren con el envejecimiento. Numerosos ensayos clínicos han demostrado que estimula el flujo de sangre en el cerebro, con lo que ayuda a mitigar el olvido y otros trastornos de la memoria. Sin embargo, el ginkgo tiene un rango de acción mucho mayor. Ha demostrado ser muy eficaz en el tratamiento de las enfermedades cardíacas y los accidentes cerebrovasculares, la insuficiencia arterial periférica, las enfermedades de los ojos y la impotencia. Básicamente, el ginkgo es eficaz en cualquier lugar del cuerpo donde haya problemas de flujo sanguíneo insuficiente y eso es válido también para el flujo escaso de sangre al pene. Entre la mitad y tres cuartas partes de los hombres en diversos ensayos clínicos recuperaron la capacidad de tener erecciones después de su uso regular. Sesenta hombres que no habían reaccionado a las inyecciones de la papaverina (un potente estimulante eréctil) recibieron 60 mg de ginkgo al día durante doce a dieciocho meses en un ensayo clínico. El flujo sanguíneo mejoró tras seis a ocho semanas de uso, y, después de seis meses, el 50 por ciento de los hombres había recuperado su capacidad de tener erecciones. En otro estudio se exploró el uso de 80 mg de ginkgo tres veces al día en cincuenta hombres con disfunción eréctil debido a insuficiencia arterial. El grupo se dividió entre los que podían lograr la erección después de la inyección de un fármaco (veinte hombres) y los que no podían (treinta hombres). Después de seis meses de uso del ginkgo, los veinte hombres en el primer grupo podían lograr erecciones de forma independiente, así como diecinueve del segundo grupo. Otro ensayo halló que después de tomar ginkgo durante nueve meses, el 78 por ciento de los hombres reportaron una mejoría significativa en su capacidad para lograr la erección. Se ha demostrado que el ginkgo incluso ayuda a restaurar las erecciones cuando la disfunción se debe a fármacos antidepresivos. *El ginkgo es una de las hierbas principales para solucionar a largo plazo los problemas de erección por insuficiencia arterial.* Para una satisfacción inmediata a corto plazo, la madera de la potencia (muira puama) y el tribulus son más eficaces.

Dosis recomendada: Los componentes activos útiles del ginkgo no se encuentran en cantidades suficientes en toda la planta, por lo que generalmente se recomiendan los extractos estandarizados o las cápsulas que los tienen concentrados. Se necesitan cincuenta libras de ginkgo para elaborar una libra de extracto estandarizado. Por lo general, los extractos contienen al menos 24 por ciento de glicósidos flavonoides, que los investigadores consideran el componente activo de la planta.

La dosis sugerida es de 60 a 240 mg por día. La mejoría por lo general se puede percibir en dos meses, pero la restauración de la capacidad de erección normal a menudo puede tomar seis meses de uso regular. Se ha determinado que la efectividad del ginkgo aumenta cuando se utiliza con L-arginina y magnesio.

Efectos secundarios y contraindicaciones: A veces puede existir sensibilidad a las preparaciones de ginkgo. Debe tener precaución si está tomando medicamentos antitrombóticos. Aunque no son comunes, los efectos secundarios pueden incluir leve malestar gastrointestinal o dolor de cabeza, y, muy raramente, reacciones alérgicas cutáneas. En dosis muy grandes, el ginkgo puede causar diarrea, irritabilidad e inquietud.

Interacciones con otras hierbas o medicamentos: El ginkgo no debe utilizarse con anticoagulantes como la aspirina y la warfarina. Interrumpa su uso siete días antes de una cirugía. No lo utilice con diuréticos tiazídicos o trazodona.

Muira puama (Ptychopetalum olacoides; P. uncinatum y P. guyanna. Se consideran intercambiables)

Familia: Olacáceas

Partes empleadas: Se usan todas las partes del árbol, sobre todo la corteza.

Colecta y hábitat: La muira puama, nativa de la Amazonía brasileña, es un arbusto o árbol pequeño que crece hasta 15 pies de altura. Por lo general, la corteza se usa con fines medicinales y se puede cosechar cuando sea necesite.

Efectos: Afrodisíaco, antirreumático, antiestrés, antidisentérico, estimulante central del sistema nervioso, tónico nervioso, antineurasténico (ayuda a combatir la debilidad nerviosa y la falta de fuerza). Reduce el dolor nervioso, la parálisis de los nervios y los estados de estrés histéricos.

Sobre la muira puama: La muira puama (también conocida como madera de la potencia) es originaria de Brasil y tiene una larga historia de uso como estimulante afrodisíaco y para los nervios en la medicina de América del Sur. Fue "descubierta" por el mundo occidental a mediados del siglo XIX y se hizo famosa a principios del siglo XX. Desde entonces forma parte de la práctica médica en Inglaterra, Francia y Alemania.

La muira puama parece poseer una actividad constante y sólida como tónico y antirreumático neuromuscular, lo que ayuda a aliviar el dolor muscular y articular. Sin embargo, el beneficio principal para la disfunción eréctil es que relaja y calma el cuerpo en gran medida (lo que reduce los efectos del estrés en la excitación sexual, a la vez que promueve el flujo de sangre al pene). Ese efecto estimula la excitación sexual, la erección y la actividad del sistema nervioso central, algo que se ha comprobado en la práctica y en estudios clínicos.

En un estudio, a 262 hombres con baja libido e incapacidad para mantener o lograr una erección se les administró entre 1 y 1,5 g de extracto de muira puama. Después de dos semanas, el 62 por ciento de los hombres experimentó un retorno de la libido y el 51 por ciento (132) experimentó una mejora significativa en la función eréctil. Otro ensayo halló beneficios positivos para los hombres con astenia sexual (fatiga, pérdida de fuerza, o falta de vitalidad sexual, todas ellas signos típicos de niveles bajos de testosterona o del desequilibrio andrógenos/estrógenos). Cien hombres que sufrían impotencia o falta de libido —o ambas— participaron en el ensayo; noventa y cuatro lo completaron. Sesenta y seis por ciento de las parejas reportaron un aumento significativo en la frecuencia del coito, la estabilidad de la erección se restauró en el 55 por ciento de los hombres, el 66 por ciento reportó una reducción en el cansancio y el 70 por ciento vio una intensificación de la libido. Muchos de los hombres experimentaron una mejora en el sueño y un aumento de las erecciones matutinas.

Se desconoce por qué la muira puama tiene esos efectos, sin embargo, contiene una serie de esteroides de plantas tales como beta-sitosterol, que produce la normalización y el mejoramiento de la actividad hormonal masculina. Ha mostrado efectos más fuertes cuando la causa de la disfunción eréctil no es psicosomática, sino más bien por la fatiga y el estrés.

Dosis recomendada: La muira puama se ha utilizado durante cientos de años en la región del río Amazonas como un té para ayudar a los hombres con disfunción sexual. Sin embargo, un número de médicos cree que su forma más efectiva es la tintura, de 1 a 3 ml (¼–¾ cucharaditas) dos veces al día. La dosis diaria recomendada de polvo es de 1 a 2,5 g por día (aproximadamente de ½ a 1¼ de cucharadita) o 1 000 a 2 500 mg en cápsulas.

Efectos secundarios y contraindicaciones: Ninguno.

Interacciones con otras hierbas o medicamentos: Hasta ahora no se conoce ninguna.

Tribulus (Abrojo o abreojos)

El tribulus se expone detalladamente al final del capítulo 4. Una serie de investigaciones ha determinado que es eficaz para estimular la erección. En un estudio, de siete hombres impotentes que usaron una tableta estandarizada de 250 mg de tribulus tres veces al día durante dos semanas, cuatro de ellos experimentaron una mejoría en la erección, incluida una duración prolongada de la erección después que el tratamiento había cesado. Otro estudio con cincuenta y tres hombres que usaron tres tabletas de 250 mg dos veces al día durante tres meses, la mayoría mostró mejoras significativas en el deseo sexual, la erección, la eyaculación y el orgasmo. Tres estudios con hombres diabéticos con disfunción eréctil resultaron en un aumento en la erección y las relaciones sexuales en el 60 por ciento de ellos. En otro estudio, el tratamiento con tribulus en solo unas cuatro semanas mostró una mejoría en la erección, la duración del coito y la satisfacción después de este en cincuenta y seis hombres.

Parte de la eficacia del tribulus se debe a que es un potente hipotensor, lo que significa que disminuye la presión arterial mediante la relajación de los vasos sanguíneos. Además, facilita las acciones del óxido nítrico y de la acetilcolina en el pene, y estimula la producción de DHEA en el cuerpo. También se puede encontrar más información sobre el tribulus en la sección anterior sobre la infertilidad.

Dosis recomendada: Tome entre 250 y 500 mg de la hierba estandarizada en forma de comprimidos o cápsulas tres veces al día durante dos a tres meses (o como se le haya indicado).

Yohimbe *(Pausinystalia yohimbe)*

Nota: No soy un aficionado de esta planta, porque creo que tiene demasiados efectos secundarios potenciales si se utiliza sin suficiente conocimiento. La incluyo debido a que muchas personas la usan y creo que deben entenderse sus efectos secundarios y su amplia gama de interacciones con los medicamentos.

Familia: Rubiáceas

Partes empleadas: Cubierta del árbol

Colecta y hábitat: El yohimbe es un árbol común en África occidental que puede crecer hasta 100 pies de altura. La corteza procedente de las ramas o secciones del tronco se recolecta y se seca para usarla posteriormente.

Efectos: Antagonista del receptor adrenérgico alfa-2, estimulante del sistema nervioso central, vasodilatador y estimulante eréctil.

Sobre el yohimbe: El yohimbe procede de la corteza de un árbol africano que, desde hace siglos, ha sido utilizado en la medicina tradicional africana para las fiebres, la lepra, la tos y las enfermedades del corazón, y también como anestésico local. Debido a que puede dilatar poderosamente los vasos sanguíneos periféricos, se ha utilizado para la disfunción eréctil. Sin embargo, la mayoría de los ensayos clínicos se han realizado utilizando un componente aislado del yohimbe llamado yohimbina (clorhidrato), que está disponible solo con receta médica bajo las marcas Yocon y Yohimex. Se ha comprobado que muchas de las preparaciones del yohimbe que se venden sin receta contienen muy poca o ninguna yohimbina (normalmente debería tener alrededor de 7000 partes por millón). Si decide utilizar esta hierba, cómprela únicamente a las empresas herbolarias de muy buena reputación y utilícela con precaución (ver efectos secundarios y contraindicaciones).

Dosis recomendada: Tintura: de 5 a 10 gotas tres veces al día. La corteza de yohimbe en polvo: una o dos cápsulas al día. La dosis estandarizada de clorhidrato de yohimbina, la fracción aislada, es de 15 a 20 mg por día, aunque varios ensayos han demostrado que 40 a 45 mg diarios pueden estar dentro de un rango más eficaz.

Efectos secundarios y contraindicaciones: NOTA: Es mejor usar esta hierba bajo la supervisión de un profesional de la salud capacitado.

La mayoría de los efectos secundarios mencionados aquí parten del uso del extracto purificado yohimbina. Algunos de estos efectos secundarios se deben a dosis extremadamente altas (más de 200 mg) administradas por vía oral o intravenosa. Los efectos secundarios parecen ser inevitables cuando los componentes de las plantas se retiran de su entorno natural. La mayoría de las plantas contienen otros muchos componentes cuyas *únicas acciones conocidas* son contrarrestar los efectos secundarios de sus vecinos más poderosos. Se han realizado muy pocos estudios sobre la toxicidad del yohimbe, a diferencia de los realizados sobre la toxicidad de la yohimbina purificada. Sin embargo, usted debe informarse sobre estos problemas potenciales antes de considerar el uso de esta hierba o su fracción aislada.

Los efectos secundarios incluyen ansiedad, presión arterial elevada, exantema (erupción cutánea), estados de excitación, náuseas, insomnio, taquicardia (frecuencia cardíaca rápida), temblores y vómitos. Una sobredosis entre moderada y alta puede causar salivación, dilatación extrema de las pupilas, baja presión sanguínea, trastornos cardíacos, alucinaciones y la muerte.

Los extractos de yohimbe y yohimbina no deben ser utilizados por personas que tengan ansiedad, estados maníaco-depresivos, depresión, esquizofrenia, trastorno de pánico, trastornos nerviosos, presión arterial baja o alta, enfermedades del corazón o úlcera péptica, durante el embarazo, o por personas que estén, tomando numerosos medicamentos (ver a continuación Interacciones con otras hierbas, medicamentos o alimentos). Las Monografías E de la Comisión Alemana indican, sin explicación alguna, que esta planta está contraindicada en casos de enfermedades hepáticas y renales. Esto se ha dicho en varios textos, tales como la Guía de referencia médica de las medicinas herbarias. No he podido encontrar una justificación para estas afirmaciones en los documentos que he leído.

Interacciones con otras hierbas, medicamentos y alimentos: Hay muchas. Las anfetaminas, la cocaína, efedrina, epinefrina, clorpromazina, promazina, fenoxibenzamina, fentolamina y el cloprotixeno pueden aumentar la toxicidad de la yohimbina y, presumiblemente, el yohimbe. La clonidina y reserpina pueden disminuir la ansiedad causada por la yohimbina y se supone que también del yohimbe. El metoprolol, penbutolol y propranolol protegen contra la toxicidad de la yohimbina en estudios con animales. Los antidepresivos tricíclicos, que incluyen la imipramina, clomipramina y amitriptilina, pueden producir hipertensión arterial cuando se toman con yohimbina y, posiblemente, con el yohimbe.

El yohimbe puede reducir la absorción y la biodisponibilidad de la brimonidina, pero mejora las acciones del bupropión y la fluvoxamina. No tome yohimbe o yohimbina con hígado, queso, vino tinto o descongestionantes.

Toxicidad: Una dosis de 12 mg de yohimbe puede inducir una crisis hipertensiva si se toma con antidepresivos tricíclicos. Una dosis de 10 mg puede inducir manía en estados maníaco-depresivos. Las dosis de 15 mg se han asociado con broncoespasmos.

Suplementos para la disfunción eréctil

Hay cinco suplementos que se ha determinado que ayudan a la disfunción eréctil: L-arginina, L-fenilalanina, L-tirosina, L-colina y el zinc.

L-arginina

L-arginina es el precursor fisiológico de la formación de óxido nítrico, que el cuerpo necesita para que se produzca la erección. El cuerpo convierte la arginina en óxido nítrico durante la excitación sexual y la utiliza para generar una erección. El óxido nítrico dilata y relaja los vasos sanguíneos en el pene, lo que permite que los primeros se rellenen de sangre y el segundo llegue a la erección. Mientras más se estimula sexualmente un hombre, más rápido se convierte la arginina del cuerpo en óxido nítrico. Si el cuerpo tiene poca arginina, las erecciones pueden ser débiles o inexistentes. El mero aumento del suplemento de arginina ha resultado en erecciones mejores y más duraderas. La arginina se utiliza a menudo entre los criadores de animales para mejorar las erecciones en los toros, gallos y caballos. Cada vez más, las investigaciones demuestran que los hombres pueden utilizar ese suplemento con resultados igualmente buenos.

Dosis recomendada: Tomar una o dos cápsulas de 500 mg de L-arginina hasta tres veces al día. Algunos investigadores han sugerido el uso de 6 a 18 g cuarenta y cinco minutos antes del sexo. Otros creen que son suficientes dosis más bajas, de entre 1,5 y 3 g. Tomar el suplemento antes del sexo (45 minutos) permite que el cuerpo reciba cantidades suficientes de L-arginina como para generar una erección en respuesta a la estimulación. Si se consume diariamente, los niveles de arginina aumentarán con el tiempo. Deben añadirse a la dieta alimentos que contienen arginina. (Ver sección sobre infertilidad.)

Efectos secundarios y contraindicaciones: La L-arginina se debe evitar en casos de culebrilla o herpes, ya que puede agravar el brote. L-arginina no suele iniciar un brote, pero los virus existentes la pueden utilizar para replicarse. La L-arginina también puede afectar los niveles de azúcar en la sangre, por lo que los diabéticos únicamente deben tomarla bajo la supervisión de un profesional de la salud.

L-fenilalanina y L-tirosina

Estos dos aminoácidos son los precursores de la L-dopa, que estimula la erección y también el deseo sexual en las personas que la toman regularmente. La mayoría son personas con el mal de Parkinson, cuyos cuerpos han dejado de producir la L-dopa en cantidades suficientes. El principal efecto secundario de los suplementos para los hombres con el mal de Parkinson parece ser la exaltada sexualidad y una inclinación por manosear a las enfermeras.

Dosis recomendada: 100 a 500 mg diarios de cada suplemento.

Efectos secundarios: Las altas dosis de estos suplementos pueden aumentar la presión arterial, especialmente si se toman con inhibidores de la MAO. Úselos con precaución o supervisado por un proveedor de cuidados de la salud en casos de hipertensión.

L-colina

Varios estudios han demostrado que la acetilcolina tiene un rol esencial en la transmisión de los impulsos nerviosos del cerebro al pene durante la excitación sexual. El tejido en el pene que se rellena de sangre tiene grandes cantidades de acetilcolina y esa sustancia química juega un papel esencial, junto con el óxido nítrico, durante la erección. La L-colina ahora se considera como un nutriente esencial que necesita el cuerpo para generar suficiente acetilcolina para la neurotransmisión en el cerebro y, por tanto, es crucial para la excitación sexual. Los estudios han encontrado que el uso de la L-colina como suplemento aumenta la capacidad del cuerpo para generar erecciones.

Dosis recomendada: 1 000 a 3 000 mg (1–3 g) diarios.

Efectos secundarios: Las altas dosis de L-colina pueden causar rigidez muscular o apretazón en el cuello o los hombros, dolores de cabeza por tensión o diarrea leve. Algunos médicos sugieren tomar la L-colina con vitamina B_5 (ácido pantoténico), que estimula el bienestar y la actividad de las glándulas suprarrenales, así como la producción suprarrenal de hormonas masculinas. Algunos estudios han encontrado que la combinación de colina y vitamina B_5 lleva a erecciones más placenteras. Algunas compañías ofrecen combinaciones de vitamina B_5, colina, y arginina.

Zinc

Ya que el zinc está tan íntimamente ligado a la salud sexual en los hombres, es esencial considerar su adición de manera regular a la dieta. Se ha encontrado que un número significativo de hombres con problemas de erección tienen deficiencias de zinc. Es esencial en el mantenimiento de los niveles de testosterona en el cuerpo, así como la salud y vitalidad de los espermatozoides. Para obtener más información sobre el zinc, vea el capítulo 5 (página 71).

Dosis recomendada: 20 a 40 mg diarios.

Alimentos para la disfunción eréctil

Hay cuatro que son buenos: el jengibre, el ajo, las habas y los frijoles de ojo de buey o mucuna.

Jengibre

El jengibre tiene una larga tradición como afrodisíaco. En la medicina tradicional china se considera un tónico sexual. Las investigaciones recientes han demostrado que ejerce un fuerte efecto en ayudar a prevenir o revertir la aterosclerosis, y también a estimular la circulación periférica. Debido a que la esclerosis de la arteria del pene provoca la mitad de los casos de disfunción eréctil de los hombres mayores de cincuenta años, cualquier alimento que pueda reducirla o revertirla debe incorporarse a la dieta. Porción sugerida: a diario, rallarlo fresco en la comida o bebida; 1 a 2 tazas de té de jengibre al día.

Ajo

Debido a que el ajo es tan eficaz para reducir la aterosclerosis y, por tanto, ayuda a mejorar el flujo de sangre que va al pene, hay que incluirlo ampliamente en la dieta (vea el capítulo 6, página 94).

Habas y ojo de buey (mucuna)

En la actualidad existe un número significativo de ensayos clínicos que muestran que la adición a la dieta de alimentos ricos en fibra soluble, especialmente los frijoles, regula los niveles de azúcar en la sangre. Por lo general los frijoles son importantes, pero si hay problemas de impotencia o disfunción eréctil, entonces se recomiendan aún más.

Las habas y los frijoles de ojo de buey (a veces llamados frijol terciopelo o mucuna) contienen cantidades significativas de L-dopa, un importante químico prosexual y precursor de la dopamina. La L-dopa tiene el efecto secundario bien conocido de aumentar el interés y la actividad sexual de quienes la toman. También se usa para ayudar con las erecciones. Si se consume en demasia, puede causar una erección espontánea persistente (priapismo) que a veces puede ser dolorosa. Aunque ningún frijol contiene suficiente L-dopa como para causar priapismo, las cantidades saludables de estos granos pueden ayudar a estimular las erecciones a la vez que ayudan a regular el azúcar en la sangre. Ambos tienen reputación de afrodisíacos, especialmente el frijol de ojo de buey, que es un afrodisíaco tradicional en la medicina popular panameña. Los retoños de habas y de ojo de buey contienen niveles más altos de L-dopa que los frijoles y son un buen ingrediente para las ensaladas. Estos granos los puede encontrar en muchas tiendas de alimentos naturales o se pueden ordenar con facilidad en Internet.

Porción sugerida: de 8 a 16 onzas de frijoles, tres o más veces a la semana.

Lo que debe evitarse

Como ya se ha dicho, deben evitarse las plantas estrogénicas, especialmente el lúpulo y las cervezas con lúpulo. Examine *todos* los medicamentos farmacéuticos para determinar si pueden causar impotencia.

Hiperplasia benigna de próstata (HBP) y prostatitis

*A pesar de los grandes avances en las ciencias
biológicas durante los últimos 50 años, es bastante
notable que estemos a punto de entrar en el siglo XXI*

y todavía se desconozca la función específica de la
glándula prostática. De hecho, la próstata es el mayor
órgano del cuerpo humano cuya función específica se
desconoce.

DR. JOHN ISAACS,
ESCUELA DE MEDICINA JOHN HOPKINS

La próstata es una glándula del tamaño de una nuez que se encuentra justo debajo de la vejiga, rodeando la uretra, el conducto a través del cual fluye la orina. Si la próstata se hincha, se puede cortar el flujo de la orina, como cuando se retuerce una manguera de jardín. Cuanto más se hincha, el flujo de la orina es más lento y más problemático. Entonces... toma tiempo conseguir que la orina salga, el chorro es débil, después la orina gotea un poco, se necesita más presión para vaciar la vejiga, que puede quedar solo parcialmente vacía, lo que causa más viajes al baño, por lo general en el medio de la madrugada (nicturia). Y, por si fuera poco, el flujo no es lo suficientemente fuerte como para abrir completamente las pequeñas aletas en el extremo del pene, y el chorro de orina se dispara en dos direcciones. No importa cómo se apunte, mientras una parte cae en el inodoro, la otra golpea la pared o el suelo, o el asiento. Su esposa y sus amigos comienzan a insistir en que se siente para hacer pis. Y antes todo era tan fácil.

La inflamación y el agrandamiento de la próstata han existido desde hace mucho tiempo. Durante cientos de años fueron agrupados en una condición llamada disuria, un término precioso y maravillosamente descriptivo para el *estrangulamiento* de la uretra, que hace que la orina salga gota a gota. (También se refería a la micción dolorosa, supongo que por la expresión en el rostro de los hombres cuando trataban de orinar.)

Hiperplasia benigna de próstata

En la actualidad existe una gran diferencia de opinión en cuanto a la causa de la HBP. La opinión clínica convencional es que el problema está en la acumulación de dihidrotestosterona (DHT) en la próstata.

Cuando la testosterona entra en la próstata, más del 95 por ciento de ella es convertida en DHT por la enzima 5-alfa-reductasa. Esa DHT se une vigorosamente a los receptores androgénicos en la próstata. Debido a que la DHT es la que estimula el crecimiento de la próstata cuando los niveles de testosterona aumentan justo después del nacimiento y durante la pubertad, los médicos han llegado a creer que la DHT es la causa del crecimiento de la próstata en la mediana edad. Hay una serie de problemas con esta perspectiva. El más obvio es que el crecimiento de la próstata en la mediana edad ocurre cuando los niveles de testosterona en el cuerpo comienzan a *bajar*, no a subir. El crecimiento prostático en los umbrales de la vida se producía solo durante los aumentos en los niveles de testosterona.

La intervención médica estándar para la HBP se bifurca en su enfoque. El primer enfoque es relajar las contracciones del músculo liso en la próstata a través del uso de fármacos bloqueadores alfa. Esto permite que la orina fluya más libremente y se alivien algunos de los síntomas de la HBP. El segundo es evitar la conversión de testosterona a DHT mediante el uso de bloqueadores de 5-alfa-reductasa, por lo general con el fármaco Proscar (el nombre genérico es finasterida).

La finasterida es generalmente beneficiosa solo para los hombres cuyas próstatas están severamente inflamadas, desde el tamaño de un tomate al de una toronja, lo que corresponde generalmente a la fase III o IV de la HBP. El medicamento debe tomarse durante al menos seis meses antes de que se note alguna indicación de su eficacia, y generalmente un año para lograr un efecto máximo. La finasterida reduce la concentración de DHT en la próstata en un 80 por ciento, pero el tamaño de la próstata solo se reduce en un 18 por ciento en menos de la mitad de los hombres que la han usado por más de un año. Apenas entre un tercio y dos tercios de los hombres (en dependencia de los estudios) muestran una mejoría en los síntomas.

La finasterida causa impotencia, disminución de la libido y crecimiento de los pechos en cerca del 10 por ciento de los hombres. También disminuye los niveles de antígeno prostático específico (PSA) en la sangre. El *aumento* de los niveles de PSA indica la presencia de cáncer de próstata en el 70 por ciento de los casos. Esto permite a los médicos tratarlo antes de que se extienda a otras partes del cuerpo. La finasterida interfiere con la creación de PSA por las células normales de la próstata, pero no el PSA creado por las células cancerosas en la próstata. Esto significa que los hombres que toman el medicamento pueden mostrar niveles bajos de PSA, incluso cuando tienen cáncer. La HBP también se considera como un posible indicador temprano de eventual cáncer de próstata. Sin embargo, en al menos un ensayo se ha encontrado que los hombres que toman finasterida tienen un mayor riesgo de cáncer de próstata.

Las investigaciones empiezan a indicar, sin embargo, que la conversión de testosterona a DHT no es la razón de la inflamación de la próstata. El crecimiento de la próstata, que cuando somos jóvenes depende directamente de la testosterona, comienza a aumentar de nuevo mediana edad, exactamente cuando *los niveles de testosterona comienzan a bajar*. Esta disminución tardía en los niveles de testosterona libre se incrementa por el aumento simultáneo de los niveles de la globulina fijadora de hormonas sexuales (SHBG, en inglés), que se fija aún más a la testosterona libre y hace que los niveles de testosterona en el cuerpo caigan todavía más. Solo por esta razón, la hipótesis de que los niveles de DHT son la causa del agrandamiento de la próstata parece dudosa. Varios estudios han demostrado que los hombres con agrandamiento de la próstata no tienen mayores niveles de DHT que los hombres sin agrandamiento de la próstata. De hecho, se detectó que los niveles de DHT en hombres con HBP eran un poco menores que en los hombres sanos. Se han realizado numerosos estudios para ver si los hombres chinos, que generalmente tienen tasas más bajas de HBP que los americanos, también tienen una menor actividad de la 5-alfa-reductasa en la próstata. Los estudios, que fueron diseñados para estandarizar los grupos según numerosos factores, encontraron que los hombres chinos y estadounidenses tienen los mismos niveles de actividad de la 5-alfa-reductasa. Los investigadores indicaron que los estudios demuestran que la causa de la HBP está relacionada con factores ambientales y dietéticos, no con la actividad de la 5-alfa-reductasa.

Algo más está causando la epidemia del agrandamiento de la próstata en los hombres.

Prostatitis

La prostatitis (inflamación de la próstata) es diferente de la hiperplasia benigna de próstata (HBP), aunque ambas se tratan casi igual con los remedios naturales. Prostatitis realmente significa una inflamación de la glándula de la próstata, mientras que la HBP se refiere a un crecimiento anormal, no maligno, del tejido prostático. Normalmente del tamaño de una nuez, durante la HBP severa la próstata literalmente puede crecer hasta el tamaño de una toronja. El grado de crecimiento del tejido de la próstata y el impacto en la calidad de vida se miden desde la Fase I (leve) hasta la Fase IV (grave). La prostatitis no va generalmente acompañada por el mismo grado de crecimiento de la próstata que se observa en la HBP.

No se sabe por qué se produce la mayor parte de los casos de prostatitis. En menos del 10 por ciento, es causada por infecciones bacterianas, ya que es difícil que las bacterias entren en la próstata. Si lo hacen, por lo general el sistema inmunológico las mata inmediatamente, lo que causa una estado limitado y de un corto plazo llamado prostatitis aguda. La prostatitis bacteriana crónica se produce cuando las bacterias no mueren, sino que se reducen en cantidad, y generan problemas continuamente. Ambas condiciones generalmente son producidas por una infección del tracto urinario en la que, por diversas razones, la orina regresa a la próstata y la infecta también. Esto se puede evitar mediante el uso de hierbas y suplementos para la HBP, además de agregar un antibacteriano, como la *uva ursi*. Si la infección bacteriana es grave se debe seguir el procedimiento para tratar una infección del tracto urinario (véase el capítulo 6). Otras formas de prostatitis (prostatitis crónica y asintomática) se producen por causas conocidas. La próstata se inflama solo ligeramente, con o sin síntomas. Estas formas más comunes de la prostatitis responden muy bien a los mismos procedimientos que se utilizan para la HBP.

El estrógeno y la próstata

Explicado de forma muy simple, la próstata contiene dos tipos predominantes de tejidos: el estroma, que se compone principalmente de músculo liso y tejido conectivo, y el tejido glandular, compuesto principalmente de las células epiteliales. Las células epiteliales secretan líquido de la próstata y son también el sitio donde se forman la mayoría de los cánceres de próstata. Los tejidos del estroma son los tejidos que normalmente se agrandan durante la HBP. (La ampliación del tejido glandular que se produce durante el cáncer de próstata puede causar los mismos síntomas que la HBP. Ambos tipos de agrandamientos hacen que la uretra se estreche hasta cerrarse.)

Lo que los investigadores han descubierto es que los estrógenos y andrógenos trabajan juntos en la próstata para regular su función. Nuevos hallazgos muestran que, además de afectar directamente los tejidos del estroma, los estrógenos también condicionan la respuesta de los tejidos epiteliales a los andrógenos. Actualmente hay evidencias convincentes de que cuando los niveles de andrógenos y estrógenos se alteran —especialmente el estrógeno más potente, el estradiol— los tejidos de la glándula de la próstata comienzan a crecer significativamente de diferentes formas.

Un estudio realizado en Japón examinó los niveles de testosterona total, testosterona libre y estradiol en hombres que participaron en un examen masivo sobre enfermedades de la próstata. Aunque se halló que la testosterona libre y los niveles de testosterona total eran irrelevantes para los padecimientos de la próstata, se observó que los niveles de estradiol y la relación del estradiol con ambos tipos de testosterona eran indicadores significativos de una próstata enferma. Cuanto mayor era el nivel de estradiol y su relación con la testosterona libre y con la total, mayor era el tamaño de la próstata. Otro estudio en la Escuela de Medicina de Harvard corroboró la investigación japonesa al determinar que el indicador más importante de la HBP era el nivel de estradiol en la sangre. De hecho, los investigadores han encontrado que el tejido de la próstata de los hombres con HBP convierte los andrógenos en estrógenos (principalmente estradiol) a ritmos extremadamente altos en comparación con el tejido prostático sano. Esto indica que la enzima aromatasa, que convierte la testosterona en estradiol, se ha activado considerablemente en sus próstatas. Esta es una causa de preocupación que resulta no solo en niveles de estradiol más altos, sino también en concentraciones mucho más bajas de testosterona en la próstata. Otros estudios han descubierto que la vitamina D es en realidad una hormona esteroide importante con efectos de gran alcance en la próstata. Cuando los niveles de testosterona son bajos, la vitamina D potencia el crecimiento de tejido anormal de la próstata. Cuando los niveles de testosterona son adecuados, se promueve el crecimiento normal de la próstata y el bienestar celular.

Los niveles altos de estradiol son una preocupación porque las células del estroma (las células que normalmente se agrandan durante la HBP) son el objetivo principal de los estrógenos en la glándula prostática. En la medida en que los niveles de andrógenos caen en los hombres por el envejecimiento, aumenta la actividad de los genes receptores de estrógenos, lo que lleva a un aumento en el crecimiento de las células del estroma en muchos hombres. Se ha determinado que el estrógeno es una molécula mensajera específica del tejido del estroma de la próstata, la que inicia su crecimiento. El impacto de los estrógenos, especialmente estradiol, en el tejido del estroma ha sido mencionado repetidamente como uno de los principales factores en el desarrollo de la HBP. Durante la HBP, ese tejido del estroma que el estrógeno activa puede aumentar hasta dos veces y media su proporción normal en relación con otros tejidos de la próstata.

Los aumentos de estrógeno también se han relacionado con niveles elevados del factor de crecimiento insulínico, una proteína que hace que las células crezcan y que impide que mueran las células viejas. Los altos niveles de factor de crecimiento insulínico se han asociado con el cáncer de próstata. Se ha hallado que el estradiol es el estrógeno más potente que afecta los tejidos de la próstata. Produce un aumento en ocho veces de en la cantidad intracelular de monofosfato cíclico de adenosina (cAMP, por su sigla en inglés) en la próstata, una molécula mensajera que se activa por las hormonas. Una vez activada, genera una amplia actividad dentro de las células, incluido el crecimiento celular. El nivel de cAMP también se relaciona directamente con la cantidad de PSA que liberan las células de la próstata.

Los andrógenos, especialmente la testosterona, se convierten en DHT o estradiol mediante mecanismos químicos específicos en la próstata. Parte del peligro potencial de centrarse en los bloqueadores de 5-alfa-reductasa es que sacan a la testosterona y a otros andrógenos del proceso de conversión de la DHT y los suman a la conversión de estradiol, elevando así los niveles de estradiol en la próstata. En lugar de estimular el crecimiento de la próstata, la DHT tiende a disminuir los niveles de estradiol y sus impactos sobre la próstata. El factor que emerge como el más importante en la enfermedad de la próstata es la cantidad de estradiol que, o bien se está consumiendo en la dieta (por ejemplo, cervezas con lúpulo), o bien se está produciendo en el cuerpo o la próstata a través de la acción de la enzima aromatasa. (El aumento en los contaminantes estrogénicos ambientales va exactamente a la par con el crecimiento de las enfermedades de la próstata en los hombres.) El aumento de los niveles de DHT, la reducción de la aromatización y la reducción del estradiol han sido vinculados a una mejor salud de la próstata. *Debido a que hay tanta controversia acerca de las causas del crecimiento de la próstata, usted debe explorar el asunto con cuidado y tomar sus propias decisiones.*

EL CUIDADO NATURAL DE LA PRÓSTATA

Los procedimientos naturales para las enfermedades de la próstata son muy eficaces. En Europa, son los tratamientos preferidos en el 90 al 95 por ciento de los casos. Funcionan tan bien, no porque interfieran con la conversión de la testosterona a DHT, sino porque relajan los músculos de la próstata, lo que permite que la orina fluya más fácilmente. También actúan como un antiinflamatorio prostático específico, bloquean la conversión de testosterona a estradiol, y normalizan la actividad hormonal en la próstata. Los procedimientos naturales son mucho más baratos que los productos farmacéuticos, no tienen que tomarse para siempre, tienden a disminuir el riesgo de cáncer de próstata y tienen pocos efectos secundarios en comparación con los productos farmacéuticos. Debido a que poseen acciones antiinflamatorias muy poderosas, estas hierbas también se usan para el tratamiento específico de la prostatitis.

Cuidado natural de la prostatitis y la hiperplasia benigna de próstata

Dosis recomendada de tres a 12 meses:

Raíz de ortiga: 300–600 mg dos veces al día

Saw palmetto: 160 mg de extracto estandarizado dos veces al día

Polen de hierba de centeno (Cernilton o equivalente):
60–120 mg dos veces al día, especialmente en personas con prostatitis

Ácidos grasos Omega-3: 1 cucharada al día de aceite de linaza

Zinc: 50 mg al día

Raíz de ortiga (Urtica dioica)

Como se indicó previamente en el capítulo 4, la raíz de ortiga se ha utilizado para tratar tanto la HBP como la prostatitis en al menos treinta estudios clínicos. El número de participantes osciló de tan solo veinte hombres a 5 400. En los hombres con fases I a III de HBP, la raíz de ortiga sistemáticamente: redujo la micción nocturna (nicturia), mejoró el flujo de salida de la orina, disminuyó la orina que quedaba en la vejiga después de la micción, disminuyó el tamaño de la próstata y redujo significativamente la puntuación en el cuestionario de la Escala internacional de síntomas prostáticos (que clasifica el grado del impacto negativo que la inflamación de la próstata está causando en la micción en siete áreas, además de la calidad de vida en general). Varios de los ensayos fueron doble ciego, cruzados y controlados con placebo.

A continuación se presentan varios ejemplos:

Entre un 61 y un 83 por ciento de los 5 492 hombres que utilizaron 1 200 mg de raíz de ortiga una vez al día durante 3 a 4 meses vio un alivio significativo de los síntomas de HBP. En 26 hombres que utilizaron 1 200 mg diarios de raíz de ortiga, el volumen de la próstata se redujo en un 54 por ciento y el volumen residual de orina en un 75 por ciento.

Setenta y nueve hombres que utilizaron 600 mg al día durante sesenta y ocho semanas (dieciséis meses) encontraron que el flujo de orina aumentó significativamente y el tiempo de la micción disminuyó significativamente.

Veinte pacientes que usaron una combinación de raíz de ortiga/ palma enana americana (saw palmetto) en un ensayo controlado con placebo, aleatorio y doble ciego, encontraron que el flujo de orina mejoró de forma significativa en comparación con los que tomaron el placebo. Sus puntuaciones IPSS disminuyeron de 18,6 a 11,1; pero con el uso continuado siguieron disminuyendo aun más, al 9,8. El estudio demostró que el uso continuado de los remedios herbarios aumenta la contracción de la próstata *con el tiempo* y mejora el estado de la próstata mientras más se utilizan dichos remedios. El mismo estudio comparó a 489 hombres con otros que usaban finasterida (Proscar) durante un período de cuarenta y ocho semanas, y descubrió que las puntuaciones de IPSS disminuyeron de manera similar en ambos grupos, pero con menos efectos secundarios en los hombres que usaban extractos de hierbas.

Se hicieron biopsias por punción en una serie de estudios para descubrir exactamente lo que estaba ocurriendo en las próstatas de los hombres que tomaban la raíz de ortiga. Los investigadores encontraron que la raíz de ortiga redujo la actividad de las células del músculo liso en la próstata, causó una contracción del tejido muscular liso y del epitelial o tejido glandular, y aumentó las secreciones epiteliales.

Se ha determinado consistentemente que la raíz de ortiga es antiinflamatoria (tanto para la próstata como para otros tejidos), inhibe la globulina fijadora de hormonas sexuales (SHBG, en inglés), inhibe la unión de la DHT a la SHBG y es antiaromatasa (inhibe la conversión de testosterona a estradiol).

Esta hierba contiene componentes químicos de gran alcance que son únicos de esta planta, únicos en esas cantidades o en esas combinaciones. Son de destacar la histamina, el ácido fórmico, la acetilcolina, 5-hidroxitriptamina y varias glucoquinonas. La ortiga también tiene niveles excepcionalmente altos de una serie de vitaminas y minerales, incluido el zinc, y contiene más proteínas que cualquier otra planta terrestre.

Dosis recomendada: Cápsula: La dosis varía de 300 mg a 1200 mg por día de *raíz de ortiga,* entre tres y doce meses en la mayoría de los ensayos clínicos. Tintura: El rango de la dosis es de ¼ a 2 cucharaditas diarias de una infusión de alcohol/agua al cuarenta y cinco por ciento entre uno y doce meses.

Asegúrese de que las cápsulas y tinturas sean de la raíz y *no* de la planta, porque cada una se usa para padecimientos diferentes. La raíz se combina a menudo con saw palmetto. Se ha llevado a cabo un número significativo de ensayos eficaces con ese tipo de combinación.

Efectos secundarios: Se han reportado en ocasiones efectos secundarios leves con la raíz, por lo general pequeñas molestias gastrointestinales. Con la planta solo se observaron efectos secundarios leves: afecciones de la piel tales como erupciones cutáneas e hinchazón leve. La Guía de referencia médica de las medicinas herbarias menciona una contraindicación con la planta en casos de retención de líquidos por una actividad cardiaca o renal reducidas. No hay contraindicaciones con la raíz.

Interacción con otras hierbas o medicamentos: Puede ampliar las acciones de los antiinflamatorios no esteroideos.

Saw palmetto *(Serenoa ripens)*

Familia: Arecáceas

Partes que se usan: Bayas

Acerca del saw palmetto: El saw palmetto o palma enana americana aparece, junto a otros numerosos productos herbales, en las Monografías E de la Comisión Alemana y la Guía de referencia médica de EE.UU.

sobre plantas medicinales, como una hierba antiandrogénica. Esto podría preocupar a los hombres que desean restaurar sus niveles de andrógenos. Sin embargo, estas fuentes son incorrectas. En realidad, el saw palmetto es un agente *endocrino;* más aún, uno que ejerce una acción normalizadora de andrógenos en la próstata. El saw palmetto no solo impide que la testosterona y la DHT se unan a los receptores de andrógenos, sino que también *bloquea la acción del estrógeno en la próstata, lo que interfiere con la unión del estradiol a receptores estrogénicos.* En términos más técnicos, esta planta suprime la manifestación del estrógeno nuclear, la progesterona y los receptores de andrógenos en la próstata. El saw palmetto, en esencia, compite con éxito por los receptores androgénicos y estrogénicos en la próstata. Esto hace que la hierba sea un tónico de la próstata, que actúa sobre diferentes receptores hormonales en dependencia del mal funcionamiento de la próstata. Al interferir con las hormonas esteroides hiperactivas, el saw palmetto normaliza la acción de la hormona dentro de la glándula prostática y reduce la proliferación celular y el crecimiento de la próstata. Aunque el saw palmetto no inhibe la 5-alfa-reductasa (tampoco la raíz de ortiga), es junto a la raíz de ortiga unas 5 600 veces menos potente que el fármaco finasterida (Proscar), lo que da un peso considerable a la especulación de que esta acción del saw palmetto no guarda relación con sus efectos positivos en el tratamiento de la HBP. De hecho, no solo se ha determinado que el saw palmetto disminuye la concentración de DHT en el tejido prostático en hasta un 50 por ciento, sino que los estudios han demostrado que, al mismo tiempo, la actividad de la 5-alfa-reductasa en la próstata no se ve afectada.

Es importante destacar que el saw palmetto es también un antiinflamatorio por medio de al menos tres mecanismos químicos diferentes, que ayudan a la próstata a disminuir su tamaño. Se ha comprobado que reduce significativamente el factor de crecimiento epidérmico en la región periuretral de la próstata, la zona de la próstata que rodea la uretra de la vejiga hacia abajo. También es un antagonista del receptor alfa adrenérgico, lo cual significa que relaja los músculos lisos en todo el cuerpo, incluido el de la próstata. Estos mecanismos alivian la presión de la próstata sobre la uretra, por lo que los síntomas mejoran.

El saw palmetto se ha utilizado en al menos veinte estudios clínicos que han incluido desde catorce hombres hasta 1 300, y se ha demostrado de forma sistemática su eficacia en la reducción de los problemas de próstata. De los hombres que usaron el saw palmetto en los ensayos clínicos, del 80 al 90 por ciento reportaron una mejora significativa. Los investigadores han observado que la mayoría de los hombres que utilizan este remedio (89 por ciento) ven un aumento del flujo urinario, les disminuye el tamaño de la próstata, así como la puntuación en la escala de síntomas prostáticos. *Por lo general, se necesita usar la hierba durante cuarenta y cinco a noventa días para ver los beneficios. Cuanto más tiempo se utilice, mejores beneficios se obtendrán.*

En un estudio, 505 hombres con fase I a III de HBP tomaron 160 mg de saw palmetto dos veces al día durante tres meses. El flujo de orina se incrementó en un 25 por ciento después de noventa días, la cantidad de orina que quedaba en la vejiga disminuyó en un 20 por ciento y el tamaño de la próstata se redujo en un 10 por ciento. Los resultados en la Escala internacional de síntomas prostáticos disminuyeron en un 35 por ciento. Otro estudio de cuatro meses con 1.334 hombres descubrió que el volumen residual de orina se redujo en un 37 por ciento y que la micción nocturna se redujo en un 54 por ciento. La mitad de los hombres que tenían dolor al orinar antes del estudio dijeron luego que sentían alivio.

Dosis recomendada: Extracto estandarizado/cápsulas: Tome dos cápsulas de 160 mg dos veces al día del extracto estandarizado al 85 a 95 por ciento de ácidos grasos y esteroles. Bayas frescas y secas, en polvo y encapsuladas: 1 a 2 g una o dos veces por día.

Efectos secundarios: En raras ocasiones, el saw palmetto va a producir molestias de estómago y náuseas.

Interacciones con otras hierbas y medicamentos: Ninguna que se conozca hasta el momento.

Polen del centeno *(Secale cereale)*

Familia: Gramíneas

Partes que se usan: Polen

Acerca del polen de centeno: El polen de centeno o raigrás se ha utilizado en Europa con gran éxito para problemas prostáticos, de artritis y colesterol durante casi cincuenta años. El polen se vende generalmente en fórmulas patentadas bajo nombres como Cernilton o Cernitina. Curiosamente, mientras que el 92 por ciento de la formulación es polen de centeno, un 5 por ciento viene del fleo de los prados o bohordillo (*Phleum pratense*) y el otro 3 por ciento del polen de maíz (*Zea mays*). El polen de maíz se ha utilizado como un tónico de longevidad para los hombres y contiene muchos de los mismos componentes que el polen del pino.

Los pólenes son recogidos y procesados mecánicamente a través de un proceso de dos fases, y se envasan en forma de píldora. Numerosos ensayos clínicos y cientos de estudios han demostrado que esta combinación de polen de centeno posee una actividad antiinflamatoria significativa, es un tónico y normalizador de la próstata, reduce el colesterol y es un antiartrítico. Los estudios han mostrado de forma consistente que esta combinación de pólenes de gramíneas tiene un efecto inhibidor específico en el crecimiento de las células epiteliales prostáticas y fibroblastos, y que es eficaz en el tratamiento de la HBP.

En un estudio doble ciego, controlado con placebo, a cincuenta y siete hombres con HBP se les administró diariamente Cernilton o placebo. El setenta por ciento de los hombres en el grupo con Cernilton reportó una mejoría significativa en los síntomas, el 60 por ciento de ellos informó de mejoras al vaciar la vejiga y la mayoría experimentó una contracción de los tejidos de la próstata. Otro ensayo doble ciego controlado con placebo en 103 hombres con fases II o III de HBP detectó que, después de tomar 138 mg al día durante doce semanas, el 69 por ciento de los hombres experimentó alivio de los síntomas en seis categorías diferentes. Otro estudio con sesenta hombres que tomaron 92 mg durante seis meses arrojó resultados similares.

Se ha comprobado que el Cernilton es tan eficaz en el tratamiento de la prostatitis como lo ha sido con la HBP. Entre el 75 y el 80 por ciento de los hombres en los ensayos clínicos con el Cernilton reportaron un alivio de la prostatitis que no era de origen bacteriano. En un ensayo, los hombres que tomaron tres tabletas al día de extracto de polen de centeno redujeron sus síntomas significativamente.

Un número limitado de estudios ha demostrado que esta combinación de pólenes en el Cernilton también es eficaz para el tratamiento de la artritis reumatoide.

Dosis recomendada: 60 a 120 mg, dos o tres veces al día. La dosis de polen de centeno varía considerablemente. Ha sido utilizado por diversos médicos y en varios estudios desde 80 mg al día hasta 500 mg tres veces al día. La dosis habitual en los estudios clínicos es de tres a seis tabletas, o cuatro cápsulas, por día. Las tabletas son por lo general de 50 a 60 mg.

El polen de centeno está disponible bajo varios nombres comerciales. Cernilton, Cernitin y Prostaphil son algunos ejemplos. Cernilton parece ser el más común (ver la sección de recursos para más información).

Efectos secundarios: Esta sustancia está contraindicada para las personas con sensibilidad al polen.

Interacciones con otras hierbas o medicamentos: Ninguna que se conozca hasta ahora.

Ácidos grasos omega-3

Estudios *in vitro* han demostrado que los ácidos grasos omega-6 estimulan el crecimiento de las células de la próstata, mientras que los ácidos grasos omega-3 lo inhiben. Estos hallazgos parecen haberse transferido directamente a las personas. Los hombres aborígenes Inuit y Yupik que comen mucho pescado tienen un riesgo mucho menor de desarrollar cáncer de próstata que los que no lo hacen. Un estudio con diecinueve hombres encontró que al aumentar los ácidos grasos omega-3 durante varias semanas se propició la disminución de la orina residual en diecinueve de ellos y la eliminación de la orina residual en doce; la micción nocturna cesó en trece hombres y el goteo en dieciocho. El flujo de orina aumentó en todos los hombres, así como la reducción del tamaño de la glándula prostática. También disminuyeron la fatiga y el dolor en las piernas, y aumentó la libido en todos ellos.

Dosis recomendada: Aunque se puede comprar aceite omega-3 en cápsulas, tal vez la forma más fácil de tomarlo es como aceite de linaza, en una tableta diaria. Nota: Los peces de agua fría son ricos en ácidos grasos omega-3. Aquí se incluyen la caballa, el atún blanco, las sardinas, el salmón, etc. Si usted escoge el salmón, trate de conseguir el salmón salvaje. La mayor parte del salmón que se vende en Estados Unidos proviene de criaderos y casi siempre se le administran grandes cantidades de antibióticos y estimulantes del crecimiento.

Zinc

El consumo de zinc reduce el tamaño de la próstata y alivia los síntomas en los hombres con HBP. Varios estudios han encontrado que el uso de zinc causa una disminución de los síntomas de la HBP en tan poco como dos meses. En un estudio con diecinueve hombres, catorce de ellos experimentaron una disminución del tamaño de la próstata, según mediciones por palpación, rayos X y endoscopia.

Curiosamente, los altos niveles de estrógeno en el cuerpo interfieren con la absorción de zinc en el tracto intestinal. No solo los estrógenos afectan la función sexual masculina, sino que también mediante la reducción de la absorción de zinc reducen aún más el funcionamiento sexual masculino. Los andrógenos, por otra parte, mejoran significativamente la absorción de zinc.

Dosis recomendada: 20 a 40 mg al día.

Lo que debe evitarse

El lúpulo y la cerveza. El estradiol, un potente estrógeno que se encuentra en grandes cantidades en el lúpulo, juega un papel importante en el aumento del tamaño de la próstata y está fuertemente relacionado con la HBP y el cáncer de próstata. La cerveza con lúpulo se debe evitar a toda costa. Algunos estudios han encontrado que el consumo de cerveza está directamente relacionado con la inflamación de la próstata.

Otras plantas estrogénicas como el regaliz y la cimífuga deben evitarse también.

Apéndice
Dieta limpiadora de 10 semanas baja en grasas

Comemos como vivimos. Lo que hacemos con la
comida, lo hacemos en nuestras vidas. Comer es
un momento en el que actuamos de acuerdo con la
valoración que tenemos de nosotros mismos.

Geneen Roth

La siguiente dieta es excepcionalmente buena como un régimen general para la pérdida de peso si usted desea reducir su índice de masa corporal y la circunferencia de la cintura, dos factores que están fuertemente vinculados a una mayor relación de estrógeno frente a la testosterona. El cambio de esos factores aumentará la testosterona en el cuerpo del hombre de forma natural. Una de las mejores partes de esta dieta es que se puede comer tanto como se desee, algo que ayuda a reducir la sensación de privación. La pérdida de peso y el alivio del aletargamiento producidos por este tipo de dieta mejoran mucho si a esta última le sigue de inmediato un ayuno con jugos durante tres a diez días. Los niveles de energía y andrógenos aumentarán sustancialmente. Después de la dieta presento dos mezclas de limpieza con las que he tenido un gran éxito.

La dieta limpiadora

1. Tome entre cuatro y seis vasos de agua al día. No use agua del grifo.

2. Elimine los productos lácteos, huevos y dulces.
3. Coma solamente cereales integrales (arroz integral, mijo, cebada, avena, quinua, etc.), frijoles orgánicos, vegetales orgánicos ligeramente cocidos al vapor y frutas, y cantidades mínimas de carnes silvestres o de corral. El tempeh y el tofu son excelentes. *No cocine los granos con aceite.*
4. Use solo aceite de oliva para cocinar. No utilice más de 2 cucharadas de aceite al día. No use mantequilla o margarina de ningún tipo.
5. Beba todos los jugos de frutas y verduras frescas que desee.
6. No utilice sal. Cualquier otra especia que desee utilizar está bien, así como pequeñas cantidades de tamari y soja.
7. No utilice bebidas con cafeína (excepto el té verde), alcohol o drogas recreativas durante la dieta. Si usted es un bebedor fuerte de cafeína, en lugar de parar de golpe, pase del café al té negro y después al té verde en un período de una a dos semanas.
8. Coma las frutas primero y solas. Las frutas se digieren rápidamente y, cuando se comen con otros alimentos, se quedan en el estómago, donde pueden causar gases y malestar intestinal.
9. No coma ningún alimento frito.
10. Considere el consumo de una "bebida verde" cada mañana. Muchas de ellas vienen en polvo y deben adicionarse a los jugos y mezclarse. En el capítulo 6 hay una receta de una bebida verde fresca (véase Jugo verde para los andrógenos/sistema suprarrenal, página 91).

LISTA DE ALIMENTOS

Compre únicamente alimentos orgánicos, sin pesticidas. Esto es importante. Los químicos en los alimentos que no han sido cultivados de forma orgánica serán absorbidos por el cuerpo, donde pueden tener fuertes efectos. Usted busca disminuir su carga de toxinas, y los alimentos orgánicos eliminan una fuente común de toxinas que a menudo son difíciles de procesar en el hígado. Esto evita sobrecargar el hígado y permite que funcione de manera más eficiente para ayudar al cuerpo a desintoxicarse.

Frutas: Coma todas las frutas que desee.

Vegetales:

acelga	cebolla	nabas
aguacate	chirivía	nabos
alcachofas	col rizada	papas, rojas o blancas
apio	coles de Bruselas	pepino
auyama (zapallo)	coliflor	perejil
bardana	espárrago	rábano
batata (boniato)	espinaca	rábano chino o daikon
berenjena	guisantes	remolacha
berro	habas verdes	repollo
berzas	hojas de mostaza	tomates
brócoli	hojas de nabo	zanahorias, crudas y
brotes de soja	hojas de rábano	cocinadas
calabacín	chino	
calabaza	jicama	
calabaza amarilla	lechuga roja rizada	
calabaza sidra	lechuga romana	
(calabaza moscada)	maíz	

Aceite: Usar aceite de oliva para cocinar. El aceite de linaza, debido a sus altos niveles de aceites omega-3, es un aceite muy bueno para utilizarlo (sin cocinar) en cosas como los aderezos para ensaladas.

Aderezo para ensaladas: Vinagres con hierbas, champán, vinos o vinagres de frutas solemente. Combinar con el aceite de linaza si se desea.

Condimentos: Cualquiera excepto la sal.

Bebidas:

Agua: Agua filtrada o de pozo artesiano. No utilice agua destilada. Evite los jugos concentrados congelados.

Los tés de hierbas: Todos son buenos, especialmente los de jengibre, menta y manzanilla.

Carnes: Peces del mar, sobre todo de agua fría. Si usted desea comer aves, utilice solo pollos u otras aves orgánicas, alimentadas en libertad, sin productos farmacéuticos. Las carnes silvestres tales como la del venado o el alce son excelentes. Si son de granjas, deben ser orgánicas. Debe consumirse carne sólo una o dos veces por semana durante la dieta. Nota: El salmón casi siempre se cría en granjas marinas. Estos peces tienen grandes cantidades de estimulantes del crecimiento y antibióticos, por lo que deben evitarse. Coma únicamente el salmón silvestre que se pesca en el mar. (El siluro también se cría en granjas.)

Pan: Use solamente panes de grano germinado.

Cocinar: Utilice únicamente cacerolas de acero inoxidable, esmaltadas o de cerámica. Nunca use aluminio.

Edulcorantes: Use jarabe de arce puro. Contiene suficiente ingredientes esenciales como para vivir de él por largos períodos de tiempo. El jarabe de arce suministra casi todas las vitaminas y minerales esenciales para la salud.

Régimen de alimentación

Lo mejor es establecer una rutina para las comidas y una lista de las comidas *antes* de empezar la dieta. Cocine una olla grande de un grano que usted elija y manténgala en el refrigerador. De esta manera, si le entra hambre, ya tiene algo disponible.

Coma tanto como desee durante todo el día. Las frutas son buenas como aperitivo. Téngalas disponibles para comerlas cuando sienta hambre. Es de gran ayuda conseguir un buen libro de cocina vegetariana y planificar las comidas de la semana.

Ejemplos de menús diarios

Desayuno: 1) Té de hierbas, harina de avena con pasas y jarabe de arce. 2) Ensalada de frutas. 3) Bebida verde, en polvo o fresca.

Almuerzo: 1) Sopa de vegetales, pan de granos germinados. 2) Arroz y verduras al vapor con salsa de soja.

Cena: 1) Verduras al vapor o guiso de verduras, cereales de su elección, ensalada con vinagre de hierbas aromáticas. 2) Salmón al vapor con eneldo y limón, espárragos al vapor, ensalada verde silvestre con guisantes y rábano.

Bebidas verdes en polvo

Las "bebidas verdes" se han vuelto más populares en los últimos tiempos y un buen número de ellas está fácilmente disponible en tiendas de productos naturales y en Internet. Puede comprarlas premezcladas (siga las instrucciones del envase) o hacerlas usted mismo. La que yo hago contiene dos partes (cada una) de spirulina, ginseng siberiano, hoja de ortiga, astrágalo, cúrcuma, raíz de diente de león y semillas de cardo mariano, y una parte (cada una) de clorela, sargazo vejigoso (un tipo de alga), bardana y ashwaghanda o gingseng indio. Añado $1/3$ de taza de la mezcla en polvo a 12 onzas de jugo de manzana, 1 cucharada de aceite de linaza, y lo mezclo todo para beberlo a continuación. Es más eficaz si se comienza mezclando el jugo de manzana y después se agregan el aceite y las hierbas en polvo, porque de lo contrario se hacen grumos. Esta bebida es una de las cosas más sanas que usted puede tomar y lo hará sentirse lleno, especialmente si la toma en el desayuno.

Recuerde que:

1. Es normal sentir una sensación que por lo general se describe como hambre, no importa cuánto se coma, en los primeros días a las dos semanas de este tipo de dieta. En realidad no es hambre, sino que abandonamos una dieta alta en carbohidratos/glucosa. Durante este tiempo, su cuerpo comenzará a usar más grasa almacenada, pasando parcialmente al estado de cetosis (se quema la grasa como combustible, en lugar de quemar glucosa), para compensar la diferencia de calorías. Hacia el final de la dieta, la mayoría de la gente por lo general siente más energía,

mayor estado de alerta mental y poca hambre. Comen porciones más pequeñas, están muy relajados y tienen menos estrés.

2. Puede que se sienta mareado. Esto también es normal.

3. Debido a que comer es un evento tan social, es normal que se sienta excluido cuando otros salen a comer. Acompáñelos y convénzalos para que vayan a un buen restaurante de comida saludable. Ordene comidas incluidas en la Lista de alimentos (que comienza en la página 153) y que contienen pocos aceites.

4. Cuando otros pidan alcohol y usted también desee beber, pida agua con gas y un limón en una copa de champán.

5. A menudo surgen problemas emocionales durante cualquier cambio en los hábitos alimenticios, sobre todo cuando el cuerpo utiliza sus reservas de grasa. Recuerde que esto es normal y no tome ninguna decisión importante en su vida durante ese período. Tenga en cuenta que todo eso es pasajero.

COMBINACIONES UNO Y DOS PARA LA LIMPIEZA

Estas dos mezclas para la limpieza difieren en sus impactos. La primera es muy energética y estimulante; la segunda es más tónica, nutritiva y un paliativo ligero. Es mejor utilizar la primera solo a corto plazo, en ayunos de hasta diez días de duración. La segunda es buena tanto para usarla a corto plazo como para ayunos más largos, de diez a cuarenta y cinco días. La primera mezcla, que también es muy buena para los resfriados y la gripe, es especialmente eficaz en la estimulación del sistema circulatorio, algo que ayuda tanto al hígado como a los riñones a seguir desintoxicando el cuerpo. La segunda mezcla, a menudo conocida como la Dieta magistral para la limpieza (creada por Stanley Burroughs), es una opción muy buena si no se ha ayunado antes. Le dará la energía suficiente para trabajar y llevar a cabo las tareas diarias. Todos o la mayoría de los nutrientes necesarios están disponibles, y es muy fácil de realizar, ya que no hace falta preparar jugos. Algunas personas sencillamente rellenan una botella de un litro de capacidad equipada con una boquilla, la llevan consigo todo el día y beben la mezcla cuando les apetece. **Nota:** No sustituya la miel por el jarabe de arce en la combinación número dos; no es tan eficaz.

Combinación para la limpieza (uno)

10 onzas de agua mineral, caliente

4–5 onzas de raíz de jengibre fresca, en jugo

$1/_4$ de lima fresca, que se exprimirá en la bebida

1 cucharada de miel orgánica de flores silvestres

$1/_{16}$–$1/_8$ cucharaditas de pimienta de Cayena

Instrucciones

Agregar el jengibre en forma de jugo, la lima exprimida y su extracto, la miel y la pimienta de Cayena al agua caliente. Preparar y tomar entre tres y seis veces al día, o más veces si se desea.

Combinación para la limpieza (dos)

La Dieta magistral para la limpieza

10 onzas de agua mineral, más o menos caliente

2 cucharadas de jugo fresco de limón o lima

2 cucharadas de sirope orgánico de arce

$1/_{16}$–$1/_8$ cucharaditas de pimienta de Cayena

Instrucciones

Añadir la lima o el limón exprimidos y su jugo, el jarabe de arce y la pimienta de Cayena al agua caliente. Preparar y beber todos los días entre tres y seis veces, o más si se desea.

Jengibre (*Zingiber officinale*)

Familia: Zingiberáceas

Parte que se usa: La raíz

Acerca del jengibre: El jengibre posee aproximadamente el 1 por ciento en peso de calcio, fósforo y hierro. Es algo alto en las vitaminas del complejo B, especialmente tiamina, riboflavina y niacina. También contiene una buena cantidad de vitamina C.

El jengibre es principalmente una hierba para la circulación con marcados efectos en el corazón y la sangre. Hace que los vasos sanguíneos se relajen y se expandan, lo que disminuye la presión arterial y permite permitiendo que el corazón lata con más fuerza y más lentamente mientras bombea la sangre por todo el cuerpo. Esto significa que la sangre se bombea de manera más eficiente. Científicos japoneses han descubierto que la presión arterial disminuye típicamente entre un 10 y un 15 por ciento tras la ingestión de jengibre. Investigadores de la India han encontrado que el jengibre es eficaz para reducir el contenido de colesterol de la sangre. Científicos holandeses han observado que previene la coagulación de la sangre, un efecto similar al de la aspirina. El jengibre también alivia el estómago, lo que ayuda a aplacar la indigestión y estimula la digestión saludable. Con él se reducen los gases, la flatulencia y los cólicos, y se facilita la absorción de los alimentos en el estómago. Varios investigadores han comprobado que el jengibre es muy eficaz en el alivio del mareo, las náuseas y los vómitos, mucho más que el dimenhidrinato, el compuesto habitual que se indica para esos problemas. También ha demostrado ser muy eficaz para las náuseas matutinas. Numerosos estudios han demostrado que el jengibre alivia los síntomas de la artritis.

El jengibre es un potente inhibidor de los compuestos inflamatorios conocidos como prostaglandinas y tromboxanos, una de las razones que lo convierten en un poderoso alivio en estados artríticos. También es un potente antioxidante y contiene una enzima para la digestión de proteínas (una proteasa) que parece tener un fuerte impacto en los procesos inflamatorios en el cuerpo.

El jengibre es muy antibacteriano, con una potente actividad contra una serie de bacterias patógenas humanas, así como las bacterias transmitidas por los alimentos *shigella*, *E. coli* y salmonela. Su efecto antitusivo (contra la tos) rivaliza con el de la codeína, y es un potente expectorante que ayuda a sacar la flema bronquial.

Dosis recomendada: Comience con un pedazo del tamaño de su dedo pulgar y vaya aumentando la dosis. Usted puede rallar el jengibre fresco y luego remojarlo en agua caliente durante veinte a treinta minutos, o hacerlo jugo en un extractor de jugos y simplemente añadir el jugo al agua caliente. Por lo general yo lo uso en jugo.

Muchas personas comienzan con aproximadamente 1 onza de jugo en 6 a 8 onzas de agua y luego aumentan la cantidad de jugo de jengibre cuando se acostumbran a él. En estos momentos prefiero 4 a 5 onzas, pero me gusta picante y me agradan mucho los efectos del jengibre en mi metabolismo. También reservo la pulpa que queda del jugo y la dejo reposar en 6 a 8 onzas de agua caliente para una segunda dosis al final del día. Considero que es un té tan fuerte como el jugo original. Bébalo de tres a seis veces al día, o más si así lo desea.

Lima *(Citrus aurantifolia)* o limón *(Citrus lemon)*

Familia: Rutáceas

Partes empleadas: Fruta

Acerca de las limas y los limones: La cuarta parte de una lima contiene 4 mg de calcio, 20 mg de potasio, 2 mg de fósforo, 5 mg de vitamina C, 0,25 mg de sodio, 1 mg de magnesio y diferentes cantidades de hierro, vitamina A, vitaminas del complejo B, germanio, estaño, selenio y zinc. Los limones tienen un poco más de todos esos componentes, sobre todo por su mayor tamaño. Las limas y los limones son altamente antibacterianos y antimicrobianos. También contienen (especialmente en las cáscaras) compuestos conocidos como flavonoides, incluido el rutósido. Esos compuestos influyen en la permeabilidad vascular. Esencialmente, fortalecen las paredes de los capilares y vasos sanguíneos. Esto ayuda a reducir la aparición de venas varicosas, por ejemplo, y juega un papel en la prevención de accidentes cerebrovasculares y las hemorroides. Las limas poseen ligeros efectos antiinflamatorios y diuréticos, y ayudan a aumentar la producción y el flujo de la orina. Las limas (y los limones) también contienen limoneno, que no solo ayuda a disolver los cálculos biliares, sino que además ha demostrado ser una gran promesa tanto para prevenir como para tratar el cáncer. El limoneno mejora notablemente las fases I y II en las enzimas de desintoxicación en el hígado. Esto no solo resulta eficaz para ayudar a tratar y prevenir el cáncer, sino que también es especialmente beneficioso para ayudar al hígado a procesar las toxinas acumuladas en el cuerpo. El limoneno es específicamente necesario para los elementos del sistema de desintoxicación de fase II que funcionan a través de la unión del glutatión y la glucuronidación. Esos dos procesos desactivan el acetaminofeno, la nicotina, los organofosfatos (insecticidas), diversos carcinógenos y un número de productos farmacéuticos, protegiendo así la integridad del hígado.

El limoneno está presente sobre todo en la parte blanca y esponjosa interior (entre la cáscara y el fruto interno) de las limas y los limones. Debido a que la cáscara y la médula son tan bioactivas, es más beneficioso exprimir la cuña de una lima o limón en la bebida y a continuación agregar la cuña a la bebida y dejarla reposar.

Dosis recomendada: Se exprime un cuarto de una lima fresca en un vaso y después se echa la lima en el vaso. También puede emplearse un limón, aunque me gusta mejor el sabor de lima en la Combinación para la limpieza (uno).

Cayena (Capsicum minimum)

Familia: Solanáceas

Partes empleadas: Fruta

Acerca de la pimienta de Cayena: La pimienta de Cayena es extremadamente alta en vitamina C, cobre y fósforo. Tiene un alto contenido de vitamina A y es una buena fuente de bioflavonoides, potasio y vitamina E.

En algunos estudios, la cayena ha aumentado el ritmo del metabolismo hasta en un 25 por ciento. Esto hace que el cuerpo queme más grasas como energía, lo que hace que la cayena sea especialmente útil para acelerar la pérdida de peso cuando se toma durante el ayuno. También aumenta la circulación sanguínea, dilata los vasos capilares, aumenta el flujo sanguíneo periférico del cuerpo y disminuye la presión arterial. Estas acciones hacen que sea especialmente útil durante los ayunos de limpieza. La cayena también es un potente analgésico. Contiene capsaicina, un compuesto que estimula la liberación de endorfinas, los analgésicos naturales del cuerpo. Varios estudios han detectado que es excepcionalmente eficaz en el tratamiento de los dolores de cabeza y la artritis. La cayena es también un poderoso antiséptico, y ayuda a romper la mucosidad en el tracto respiratorio y expulsarla.

Como el ayuno a veces puede ir acompañado de dolor de cabeza o en las articulaciones, y casi siempre causa frialdad en las extremidades, los efectos de la cayena hacen que sea una hierba excelente para usarla durante este período.

Dosis recomendada: $\frac{1}{16}$ a $\frac{1}{8}$ cucharaditas por taza de agua. **Advertencia:** Tenga cuidado de que no le caiga cayena en las manos. Si esto ocurre, láveselas bien. De lo contrario, si se frota los ojos o va al baño a otras necesidades, va a quemarle en cualquier área que se toque.

Miel

Acerca de la miel: La miel se crea a partir del néctar de las flores de las plantas que recogen las abejas. Los néctares vegetales contienen sacarosa, agua, aminoácidos, proteínas, lípidos, antioxidantes, alcaloides, glucósidos, tiamina, riboflavina, ácido nicotínico, ácido pantoténico, piridoxina, biotina, ácido fólico, medoinositol, ácido fumárico, ácido succínico, ácido oxálico, ácido cítrico, ácido tartárico, ácido a-cetoglutárico, ácido glucónico, ácido glucurónico, alantoína, ácido alantoideo, dextrina, ácido fórmico, una amplia gama de vitaminas y minerales, y otros compuestos no identificados.

El azúcar en los néctares de las plantas es principalmente sacarosa, un disacárido. La sacarosa (más comúnmente conocida como azúcar blanca) es un azúcar de doble molécula que se crea a partir de una molécula de fructosa y una molécula de glucosa unidas entre sí. Cuando las abejas recolectan el néctar de las plantas, lo conservan en sus estómagos para transportarlo a la colmena. Durante el transporte, las enzimas en sus estómagos toman la molécula de sacarosa y la dividen en glucosa y fructosa.

Estos dos tipos de azúcares primarias en la miel son monosacáridos (azúcares simples) y, como resultado, no requieren un procesamiento adicional en el cuerpo para ser digeridos. La azúcar blanca, que es un disacárido, lleva mucho más trabajo para ser digerida. Aparte de la azúcar en las frutas, la miel, y los néctares de las plantas de donde proviene, es la forma más antigua que la especie humana ha utilizado de un concentrado de azúcar.

Históricamente, las mieles procedían de una gran variedad de flores silvestres, de las muchas que crecían en la zona. Era muy raro obtener una miel de una sola especie de planta, como las mieles de alfalfa o trébol que vemos hoy en día, a menos que esas especies de plantas existieran en gran abundancia (como era el caso del brezo). Debido a esto, las mieles de flores silvestres que los seres humanos han utilizado a lo largo de su historia evolutiva han contenido trazas de los compuestos medicinales producidos por una multitud de plantas silvestres. Las abejas muestran una gran atracción por muchas plantas medicinales; por ejemplo, vitex, jojoba, sambucus, linaria, balsamorhiza, equinácea, valeriana, diente de león y geranio silvestre. De hecho, aquí se incluye cualquier hierba medicinal en floración, así como las alfalfas y los tréboles más comúnmente conocidos. Estos compuestos de la planta, aunque estén presentes en pequeñas cantidades, siguen siendo altamente bioactivos.

La miel no es sencillamente otro carbohidrato simple, como la azúcar blanca. Se compone de una colección muy compleja de enzimas, pigmentos de plantas, ácidos orgánicos, ésteres, agentes antibióticos y trazas de minerales. La miel realmente contiene más de setenta y cinco compuestos diferentes. Además de las ya enumeradas, contiene proteínas, carbohidratos, hormonas y compuestos antimicrobianos. Una libra de miel que no sea de arbustos contiene 1 333 calorías (en comparación con la azúcar blanca, con 1748 calorías), 1,4 g de proteína, 23 mg de calcio, 73 mg de fósforo, 4,1 mg de hierro, 1 mg de niacina y 16 mg de vitamina C. El contenido de cada una de estas sustancias varía considerablemente según del tipo de plantas de donde se obtenga la miel. Algunos tipos de miel pueden contener hasta 300 mg de vitamina C por cada 100 g. La miel también contiene vitamina A, betacaroteno, todas las vitaminas del complejo B, vitamina D, vitamina E, vitamina K, magnesio, azufre, cloro, potasio, yodo, sodio, cobre, manganeso y una rica fuente de enzimas vivas. También contiene concentraciones relativamente altas de peróxido de hidrógeno, y hay otras muchas otras sustancias en la miel tan complejas que todavía no han sido identificadas. Se ha determinado que posee efectos antibiótico, antiviral, antiinflamatorio, anticancerígeno, expectorante, antimicótico, estimulante del sistema inmune, antialérgico, laxante, antianémico y tónico. Como la miel aumenta la absorción de calcio en el cuerpo, también se les recomienda a las mujeres en la menopausia para ayudarlas a prevenir la osteoporosis. En los ensayos clínicos, la miel ha demostrado ser especialmente eficaz en el tratamiento de las úlceras de estómago (especialmente si son causadas por la bacteria *Helicobacter pylori*), heridas infectadas, ulceración severa de la piel y enfermedades respiratorias. Un estudio búlgaro con 17862 pacientes encontró que la miel era eficaz para mejorar la bronquitis crónica, bronquitis asmática, asma bronquial, crónica, rinitis alérgica y la sinusitis.

La miel es una fuente fiable y estable de vitaminas y minerales. Aunque contienen un alto contenido de vitaminas, las frutas y verduras tienden a perderlas con el tiempo. La espinaca, por ejemplo, pierde el 50 por ciento de su contenido de vitamina C a las veinticuatro horas de haberse cosechado. La miel, por el contrario, almacena sus vitaminas indefinidamente. Las mieles de flores silvestres por lo general tienen la mayor concentración global de vitaminas. Las mieles de una sola planta tienden a tener mayores concentraciones de una vitamina, en detrimento de otras.

Dosis recomendada: 1 cucharada por cada taza de té. Por lo general, debe usarse miel de flores silvestres en bruto, sin procesar y no pasteurizada.

Las mieles de una sola planta, tales como las elaboradas a partir de la alfalfa y el trébol, proceden generalmente de campos de monocultivo con alta tecnología, que son rociados con grandes cantidades de pesticidas y fertilizantes. Utilice solamente las mieles orgánicas de flores silvestres.

Efectos secundarios y contraindicaciones: De vez en cuando, las mieles crudas contienen esporas de botulismo que pueden ser peligrosas para los niños menores de un año de edad. El sistema digestivo humano está más desarrollado y es capaz de desactivar las esporas después de esa edad. En raros casos, las personas que son alérgicas a las picaduras de abeja o que tienen sensibilidad al polen pueden reaccionar negativamente a la miel. Si usted tiene este tipo de reacciones alérgicas, evite consumir la miel.

Sirope de arce *(Acer saccharum)*

Sobre el sirope de arce: La savia del arce azucarero es prácticamente la única savia de árbol que todavía se utiliza en Estados Unidos. Originalmente, los miembros de las culturas indígenas de América del Norte, al igual que muchos pueblos aborígenes, punzaban una amplia variedad de árboles, no solamente los arces (6 especies) y los abedules (6 especies), sino también los árboles del nogal. Las savias no se utilizaban únicamente como jarabes —hirviéndolas—, sino también como tónicos y medicinas.

El arce casi nunca se utiliza en la herbolaria moderna, pero los primeros habitantes de Nueva Inglaterra a menudo bebían la savia fresca como un tónico de primavera. (Cuando viví en Vermont, vi que muchos recolectores de savia de arce todavía lo hacían.) La savia de arce, y el sirope que se hace de él, es uno de los alimentos más nutritivos que se conocen. Es posible vivir durante muchas semanas sin efectos físicos adversos tomando solamente jarabe de arce. Tiene muchas calorías, calcio, potasio, fósforo y vitamina B_{12}. También contiene cantidades significativas de muchas otras vitaminas del complejo B y hierro. La savia del arce se ha utilizado tradicionalmente, tanto interna como externamente, como tónico general para las condiciones de la piel tales como urticaria y heridas complicadas, como una medicina y tónico para el riñón, como diurético, como remedio para la tos, para los cólicos y como purificador de la sangre.

Debido a su composición nutricional compleja, a su eficacia como un tónico general y sus efectos sobre el sistema renal, el jarabe de arce es especialmente útil cuando se usa a largo plazo para los ayunos.

Dosis recomendada: 2 cucharadas en 10 onzas de agua tantas veces como se desee durante el día.

Recursos y fuentes de suministros

Internet es una buena fuente para todo. Si no puede encontrar algo que se ha mencionado en este libro, trate de buscarlo en la red. Si comienza a utilizar una gran cantidad de hierbas, puede considerar obtener de su estado una licencia de reventa (por una tarifa mínima) y luego abrir una cuenta de vendedor al por mayor en una compañía herbolaria. Los precios tienden a estar entre la mitad y una décima parte de los precios minoristas.

Polen del pino

En mi opinión, los mejores resultados para el aumento de los niveles de testosterona con polen del pino provienen de la tintura. Muy poca cantidad de tintura llega al estómago porque se absorbe en el torrente sanguíneo bastante rápido a través de las membranas mucosas de la boca y la garganta. El uso complementario del polvo del polen (que también viene en cápsulas y tabletas) sería como elemento de apoyo.

Tintura
Woodland Essence
392 Teacup Street
Cold Brook, NY 13324
(315) 845-1515
www.woodlandessence.com

Polvo, cápsulas y tintura

Surthrival

(207) 850-1106

www.surthrival.com

Las tabletas de polen del pino, producidas en China, también se pueden encontrar en **www.amazon.com.**

Polen de centeno (Cernilton)

Graminex

95 Midland Road

Saginaw, MI 48638

(877) 472-6469 (llamada gratis)

www.graminex.com

Hierbas en general

Aquí incluyo algunos de los mejores proveedores de hierbas que conozco. Todos están en Estados Unidos.

Elk Mountain Herbs

214 Ord Street

Laramie, WY 82070

(307) 742-0404

www.elkmountainherbs.com

1stChineseHerbs.com

5018 View Ridge Drive

Olympia, WA 98501

(888) 842-2049; (360) 923-0486

www.1stchineseherbs.com

Healing Spirits Herb Farm

61247 Route 415

Avoca, NY 14809

(607) 566-2701

www.healingspiritsherbfarm.com

Horizon Herbs
P.O. Box 69
Williams, OR 97544
(541) 846-6704
www.horizonherbs.com

Mountain Rose Herbs
P.O. Box 50220
Eugene, OR 97405
(800) 879-3337; (541) 741-7307
www.mountainroseherbs.com

Pacific Botanicals
4840 Fish Hatchery Road
Grants Pass, OR 97527
(541) 479-7777
www.pacificbotanicals.com

Sage Woman Herbs
108 East Cheyenne Road
Colorado Springs, CO 80906
(888) 350-3911; (719) 473-8873
www.sagewomanherbs.com

Woodland Essence
392 Teacup Street
Cold Brook, NY 13324
(315) 845-1515
www.woodlandessence.com

Zack Woods Herb Farm
278 Mead Road
Hyde Park, VT 05655
(802) 888-7278
www.zackwoodsherbs.com

Notas

CAPÍTULO 1. LA IMPORTANCIA DEL SOPORTE HORMONAL POR VÍAS NATURALES EN LOS HOMBRES

1. James Hillman, *The Force of Character and the Lasting Life* [*La fuerza del carácter y la larga vida*] (Nueva York: Random House, 1999), 54.

CAPÍTULO 2. ANDROPAUSIA

1. H. A. Feldman y otros, "Impotence and its medical and psychosocial correlates: results of the Massachusetts male aging study" ["La impotencia y sus correlaciones médicas y psicosociales: resultados de un estudio en Massachusetts con hombres que envejecen"] *J Urol* 15, no. 1 (1994): 54–61.

CAPÍTULO 3. IMPACTOS DE LA CONTAMINACIÓN AMBIENTAL EN LA TESTOSTERONA

1. Peter Montague, "The Challenge of Our Age" ["El reto de nuestra edad"], *Rachel's Health and Environment Weekly,* no. 447 (22 de junio de 1995): 2.
2. J. Toppari y otros, "Male Reproductive Health and Environmental Xenoestrogens" ["Salud reproductiva masculina y xenoestrógenos medioambientales"] *Environmental Health Perspectives* 104 (4): 741–803; Theo Colburn y otros, *Our Stolen Future [Nuestro futuro robado]* (Nueva York: Plume, 1995).
3. R. Bergstrom y otros, "Increase in testicular cancer incidence in six European countries" ["Incremento de la incidencia de cáncer testicular en seis países europeos"] *Journal of the National Cancer Institute* 88, no. 11 (1996): 727–33; J. McKiernan y otros, "Increasing risk of developing testicular cancer by birth cohort in the United States" ["Riesgo creciente de desarrollar cancer testicular por grupos de edad en Estados Unidos"], *Dialogues in Pediatric Urology* 23, no. 1 (2000): 7–8, citado en Colburn, *Nuestro futuro robado.*
4. Louis Guillette, "Impacts of endocrine disruptors on wildlife". ["Impactos

de alteradores endocrinos en la vida silvestre"] Taller sobre alteradores endocrinos y compuestos farmacéuticos activos en el agua potable, Center for Health Effects of Environmental Contamination, 19–21 de abril de 2000, www.cheec.uiowa.edu/conferences/edc_2000/guillette.html.

5. Íbid., 6.

6. Stephen Harrod Buhner, *The Lost Language of Plants* [*El lenguaje perdido de las plantas*] (White River Junction, Vt.: Chelsea Green, 2002), 96.

7. Guillette, "Endocrine Disruptors" ["Alteradores endocrinos"] 5.

8. Centro de Estudios Medioambientales, Universidades de Tulane y Xavier (Center for Environmental Studies, Tulane and Xavier Universities, "Environmental Estrogens Differ from Natural Hormones" ["Los estrógenos medioambientales se diferencian de las hormonas naturales"] p. 3, www.tmc .tulane.edu/ecme/eehome.basics/eevshorm/default.html.

9. Montague, "Challenge of Our Age" ["El reto de nuestra edad"] 3; W. Kelce y otros, "Persistent DDT Metabolite p,p'-DDE is a Potent Androgen Receptor Antagonist" ["El metabolito principal del DDT p,p'-DDE es un potente antagonista del andrógeno"] , *Nature* 375 (1995): 581–85.

10. Montague, "Challenge of Our Age" [El reto de nuestra edad], 4; L. Gray y otros, "Developmental effects of an environmental antiandrogen: The fungicide vinclosolin alters sex differentiation of the male rat" ["Efectos en el desarrollo de un antiandrógeno medioambiental: El fungiicida vinclozolin cambia las diferencias sexuales en las ratas macho"] *Toxicology and Applied Pharmacology* 129 (1994): 46–52.

11. Gerald LeBlanc, "Are Environmental Sentinels Signaling?" ["¿Están enviando señales los centinelas del medio ambiente?"], *Environmental Health Perspectives* 103, no. 10 (1995): 888–90.

12. Colburn, *Our Stolen Future [Nuestro futuro robado]*, 85.

13. J. Ostby y otros, "Perinatal exposure to the phthalates DEHP, BBP, but not DEP, DMP, or DOTP permanently alters androgen-dependent tissue development in Sprague-dawley rats" ["La exposición perinatal a los ftalatos DEHP, BBP, pero no al DEP, DMP o DOTP altera permanentemente el tejido andrógeno-dependiente en ratas de laboratorio Sprague-dawley"], *Biology of Reproduction* 62 (2000): 184.

14. Ted Schettler, "Phthalate Esters and Endocrine Disruption" ["Ésteres de ftalatos y trastornos endocrinos"], The Science and Environmental Health Network, p. 2, www.sehn.org/pubhealthessays.html.

15. Greenpeace, "Taking Back Our Stolen Future" ["Recuperando nuestro futuro robado"], abril de 1996, www.archive.greenpeace.org/toxics/reports/tbosf /tbosf.html.

16. Colburn, *Our Stolen Future [Nuestro futuro robado]*, 178.

17. Peter Montague, "Warning on Male Reproductive Health" ["Advertencia sobre la salud reproductiva masculina"], *Rachel's Health and Environment Weekly,* 20 de abril de 1995, p. 1.
18. Íbid., 2.

CAPÍTULO 4. FITOANDRÓGENOS

1. Steven Foster y Yue Chongxi, *Herbal Emissaries [Emisarios de las hierbas]* (Rochester, Vt.: Healing Arts Press, 1992).
2. Íbid.

CAPÍTULO 5. SUPLEMENTOS PARA AUMENTAR LOS NIVELES DE TESTOSTERONA

1. Jonathan V. Wright y Lane Lenard, *Maximize Your Vitality and Potency for Men Over 40 [Maximizar la vitalidad y potencia en hombres mayores de 40 años]* (Petaluma, Calif.: Smart Publications, 1999).

CAPÍTULO 6. ALIMENTOS ANDROGÉNICOS

1. Garcilaso de la Vega, *Royal commentaries of the Incas and General History of Peru [Comentarios reales de los incas e Historia general del Perú],* 2 vol., trad. Harold V. Livermore (Austin: University of Texas Press, 1966).

CAPÍTULO 7. ANTAGONISTAS DE LA TESTOSTERONA

1. Eugene Shippen y William Fryer, *The Testosterone Syndrome [El síndrome de la testosterona]* (Nueva York: Evans, 1998).

BIBLIOGRAFÍA

Esta es la bibliografía general empleada en el contenido de este libro. Un listado de artículos científicos y populares sobre hierbas, alimentos y suplementos específicos se presenta a continuación de la lista general.

Balch, James y Phyllis Balch. *Prescription for Nutritional Healing [Prescripción para la sanación nutricional]*. Nueva York: Avery, 1997.

Bensky, Dan, and Andrew Gamble. *Chinese Herbal Medicine Materia Medica [Materiales médicos sobre la medicina herbaria china]*. Edición revisada. Seattle: Eastland Press, 1993.

Bergner, Paul. *The Healing Power of Garlic [El poder curativo del ajo]*. Rocklin, Calif.: Prima, 1996.

———. *The Healing Power of Ginseng [El poder curativo del ginseng]*. Rocklin, Calif.: Prima, 1996.

Blumenthal, Mark, y otros. *The Complete German Commission E Monographs [Monografías completas de la Comisión E alemana]*. Austin, Tex.: Consejo de Botánica Estadounidense, 1998.

Buhner, Stephen Harrod. *Herbal Antibiotics: Natural Alternatives for Drug-Resistant Bacteria [Antibióticos herbarios: Alternativas naturales para tratar bacterias resistentes a los medicamentos]*. Pownal, Vt.: Storey Books, 1998.

———. *The Lost Language of Plants* [El idioma perdido de las plantas]. White River Junction, Vt.: Chelsea Green, 2002.

———. *Sacred and Herbal Healing Beers: The Secrets of Ancient Fermentation* [Cervezas curativas con hierbas sagradas. Los secretos de la fermentación antigua]. Boulder, Colo.: Siris Press, 1998.

———. *Vital Man [Hombre vital]*. Nueva York: Avery, 2003.

Chang, Hson-Mou y Paul Pui-Hay But, edits. *Pharmacology and Applications of Chinese Materia Medica [Farmacología y aplicaciones de la medicina china]*. 2 vols. Londres: World Scientific, 1986.

Cherniske, Stephen. *The DHEA Breakthrough [El hito de la DHEA]*. Nueva York: Ballantine, 1998.

Colburn, Theo, Dianne Dumanoski y John Peterson Myers. *Our Stolen Future [Nuestro futuro robado]*. Nueva York: Plume, 1996,

Court, William. *Ginseng, The Genus* Panax *[Ginseng, el género de panax]*. Amsterdam: Overseas Publishers Assoc. (CRC Press), 2000.

Diamond, Jed. *Male Menopause [La menopausia masculina]*. Naperville, Ill.: Sourcebooks, 1998.

Duke, James. Dr. Duke's Phytochemical and Ethnobotanical Databases, [Bases de datos de fitoquímicos y etnobotánicos del Dr. Duke], USDA-ARS-NGRL Beltsville Agricultural Research Center, Beltsville, Md., www .ars-grin.gov/cgi-bin/duke/.

———. *The Green Pharmacy [La farmacia verde]*. Nueva York: Rodale Press, 1997.

Felter, Harvey Wickes y John Uri Lloyd. *King's American Dispensatory [Farmacopea americana del Dr. King]*. 2 vols. 1898. Reimpreso, Sandy, Ore.: Eclectic Medical Publications, 1983.

Foster, Steven. *101 Medicinal Herbs [101 hierbas medicinales]*. Loveland, Colo.: Interweave Press, 1998.

Foster, Steven y Yue Chongxi. *Herbal Emissaries [Emisarios de las hierbas]*. Rochester, Vt.: Healing Arts Press, 1992.

Foster, Steven y James Duke. *Eastern/Central Medicinal Plants [Plantas medicinales del Este y el Centro]* (Peterson Field Guide). Boston: Houghton Mifflin, 1990.

Fulder, Stephen. *The Book of Ginseng [El libro del ginseng]*. Rochester, Vt.: Healing Arts Press, 1993.

Fussell, Betty. *The Story of Corn [La historia del maíz]*. Nueva York: North Point Press, 1999.

Gittleman, Ann Louise. *Super Nutrition for Men [Supernutrición para hombres]*. Nueva York: Avery, 1999.

Gladstar, Rosemary. *Herbal Remedies for Men's Health [Remedios herbarios para la salud masculina]*. Pownal, Vt.: Storey Books, 1999.

Gladstar, Rosemary y Pamela Hirsch, edits. *Planting the Future [Sembrando el futuro]*. Rochester, Vt.: Healing Arts Press, 2000.

Green, James. *The Male Herbal [El herbolario para hombres]*. Freedom, Calif.: The Crossing Press, 1991.

Greenberg, Beverly. *The DHEA Discovery [El descubrimiento de la DHEA]*. Los Angeles: Majesty Press, 1996.

Harborne, Jeffery, Herbert Baxter y Gerald P. Moss, edits. *Phytochemical Dictionary: A Handbook of Bioactive Compounds from Plants [Diccionario de fitoquímicos: un manual de compuestos bioactivos a partir de plantas]*. 2a. ed. Londres: Taylor and Francis, 1999.

Hoffmann, David. *Herbal Prescriptions After 50 [Recetas herbarias después de* *los 50].*Edición revisada de *An Elders' Herbal [Herbolario para ancianos].* Rochester, Vt.: Healing Arts Press, 2007.

————. *The Holistic Herbal [Herbolario holístico].* Rockport, Mass.: Element, 1990.

Kilham, Chris. *Hot Plants [Plantas populares].* Nueva York: St. Martins, 2004.

Koch, Heinrich y Larry Lawson. *Garlic: The Science and Therapeutic Applications of* Allium sativum L. *and Related Species [El ajo: aplicaciones científicas y terapéuticas del* Allium sativum L. *y de especies relacionadas].* Baltimore, Md.: Williams and Wilkins, 1996.

Lenard, Lane. *The Smart Guide to Andro [La guía inteligente al andro].* Petaluma, Calif.: Smart Publications, 1999.

McClure, Mark. *Smart Medicine for a Healthy Prostate [Medicina inteligente para una próstata saludable].* Nueva York: Avery, 2000.

Morganthaler, John y Mia Simms. *The Smart Guide to Better Sex: From Andro to Zinc [La guía inteligente para un mejor sexo: de los andro al zinc].* Petaluma, Calif.: Smart Publications, 1999.

Murray, Michael. *Male Sexual Vitality [Vitalidad sexual masculina].* Rocklin, Calif.: Prima, 1994.

Murray, Michael y Joseph Pizzorno. *Encyclopedia of Natural Medicine [Enciclopedia de medicina natural].* Roseville, Calif.: Prima, 1998.

————. *Textbook of Natural Medicine [Manual de medicina natural].* 2a. ed. 2 vols. Nueva York: Churchill Livingstone, 1999.

Nadkarni, K. M. *Indian Materia Medica [Materia médica de la India].* 3a ed. 2 vols. Bombay: Popular Prakashan, 1954.

Reid, Daniel. *Chinese Herbal Medicine [Medicina herbaria china].* Boston: Shambhala, 1986.

Sahelian, Ray. *DHEA: A Practical Guide [DHEA: una guía práctica]* Nueva York: Avery, 1996.

————. *Pregnenolone [Pregnenolona].* Nueva York: Avery, 1997.

Schuler, Lou. *The Testosterone Advantage Plan [El plan beneficioso de testosterona].* Emmaus, Pa.: Rodale, 2002.

Schulz, Volker, Rudolf Hänsel, Mark Blumenthal y V. E. Tyler. *Rational Phytotherapy [Fitoterapia racional].* Berlín: Springer, 1998.

Shippen, Eugene y William Fryer. *The Testosterone Syndrome [El síndrome de la testosterona].* Nueva York: Evans, 1998.

Tan, Robert. *The Andropause Mystery [El misterio de la andropausia].* Houston: Amred, 2001.

Thijssen, J. y H. Nieuwehnhuyse, edits. *DHEA: A Comprehensive Review [DHEA: un análisis completo].* Nueva York: Parthenon, 1999.

Ullis, Karlis, Joshua Shackman y Greg Ptacek. *Super T.* Nueva York: Simon and Schuster, 1999.

Walji, Hasnain. *DHEA: The Ultimate Rejuvenating Hormone [DHEA: la mejor hormona de rejuvenecimiento]*. Prescott, Ariz.: Hohm Press, 1996.

Weil, Andrew. *8 Weeks to Optimum Health [Salud total en 8 semanas]*. Nueva York: Knopf, 1998.

———. *Spontaneous Healing [Curación espontánea]*. Nueva York: Fawcett Columbine, 1995.

Weiss, Rudolf. *Herbal Medicine [Medicina herbaria]*. Gothenberg, Suecia: AB Arcanum, 1988.

Werbach, Melvyn y Michael Murray. *Biological Influences on Illness [Influencias biológicas en las enfermedades]*. Tarzana, Calif.: Third Line Press, 1994.

Winston, David. *Saw Palmetto for Men and Women [Saw Palmetto para hombres y mujeres]*. North Adams, Mass.: Storey Books, 1999.

Wood, Matthew. *The Book of Herbal Wisdom [El libro de la sabiduría sobre las plantas]*. Berkeley, Calif.: North Atlantic Books, 1997.

Wright, Jonathan V. y Lane Lenard. *Maximize Your Vitality and Potency for Men Over 40 [Maximizar la vitalidad y potencia en hombres de más de 40 años]*. Petaluma, Calif.: Smart Publications, 1999.

Yance, Donald. *Herbal Healing, Medicine, and Cancer [Curación herbaria, medicina y cáncer]*. Chicago: Keats, 1999.

DOCUMENTOS CIENTÍFICOS Y POPULARES

Enfermedades

Andrógenos, índice de masa corporal, estudios sobre el peso

Barud, W., y otros. "Association of obesity and insulin resistance with serum testosterone, sex hormone binding globulin and estradiol in older males" ["Asociación de la obesidad y la resistencia a la insulina en hombres mayores con el suero de la testosterona, la globulina que agrupa a las hormonas sexuales y el estradiol"]. *Pol Merkuriusz Lek* 19, nro. 113 (2005): 634–37.

Castro-Fernandez, C., y otros. "A preponderance of circulating basic isoforms is associated with decreased plasma half-life and biological to immunological ration of gonadotropin-releasing hormone, releasable leutenizing hormone in obese men" ["La preponderancia a la circulación de isoformas está asociada con la disminución de plasma y la proporción biológica a inmunológica en la liberación de la gonadotropina con la hormona luteinizante desplegable en hombres obesos"]. *J Endocrinol Metab* 85, nro. 12 (2000): 4603–10.

Fejes, I., y otros. "Effect of body weight on testosterone/estradiol ration in oligozoospermic patients" ["Efecto del peso corporal en la proporción de testosterona/estradiol en pacientes oligospérmicos"]. *Arch Androl* 52, nro. 2 (2006): 97–102.

Gapstur, S., y otros. "Serum androgen concentrations in young men: A longitudinal analysis of associations with age, obesity, and race; the CARDIA male hormone study" ["Concentraciones de suero de andrógeno en hombres jóvenes: un análisis longitudinal de las asociaciones con la edad, obesidad y raza. El estudio CARDIA de las hormonas masculinas"]. *Cancer Epidemiology Biomarkers and Prevention* 11 (2002): 1041–47.

Jensen, T. K. y otros. "Body mass index in relation to semen quality and reproductive hormones among 1,558 Danish Men" ["El índice de masa corporal en relación con la calidad del semen y las hormonas reproductoras en 1558 daneses"]. *Fertil Steril* 82, nro. 4 (2004): 863–70.

Lima, N., y otros. "Decreased androgen levels in massively obese men may be associated with impaired function of the gonadostat" ["Los bajos niveles de andrógeno pudieran estar relacionados con la disfunción del gonadostato"]. *Int J Obes Relat Metab Disorg* 24, nro. 11 (2000): 1433–37.

Pasquali, R. "Obesity and androgens: facts and perspectives" ["Obesidad y andrógenos: datos y perspectivas"]. *Fertil Steril* 85, nro. 5 (2006): 1319–40.

Pasquali, R., y otros. "Adrenal and gonadal function in obesity" ["La función suprarrenal y de la gónada en la obesidad"]. *J Endocrinol Invest* 25, nro. 10 (2000): 893–98.

Seftel, A. D. "Male hypogonadism: Part I; epidemiology of hypogonadism" ["Hipogonadismo masculino: I parte. Epidemiología del hipogonadismo"]. *Int J Impot Res* 18, nro. 2 (2006): 115–20.

Strain, G. W., y otros. "Sex difference in the effect of obesity on 24-hour mean serum gonadotropin levels" ["Las diferencias de sexo en el impacto de la obesidad en los niveles de suero promedio de gonadotropina en 24 horas"]. *Horm Metab Res* 35, nro. 6 (2003): 362–66.

Winters, S. J., y otros. "Inhibin-B levels in healthy young adult men and prepubertal boys: Is obesity the cause for the contemporary decline in sperm count because of fewer *Sertoli* cells?" ["Los niveles de inhibina-B en hombres jóvenes saludables y niños en la prepubertad: ¿Es la obesidad la causa de la disminución actual del conteo de espermatozoides porque hay menos células de Sertoli?"]. *J Androl*, preimpreso: www.andrologyjournal .org/cgi/content/abstract/27/4/560.

Yang, A. J., y otros. "Effects on development of the testicle in diet-induced obesity rats" ["Efectos en el desarrollo del testículo en ratas con obesidad inducida"]. *Wei Shen Yan Jiu* 34, nro. 4 (2005): 477–79.

Hiperplasia benigna de próstata

Cote, R. J., y otros. "The effect of finasteride on the prostate gland in men with elevated serum prostate-specific antigen levels" ["El efecto de la finasterida en la glándula prostática en hombres con niveles elevados de antígeno prostático específico"]. *Br J Cancer* 78 (1998): 413–18.

Ehara, H., y otros. "Expression of estrogen receptor in diseased human prostate assessed by non-radioactive in-situ hybridization and immunohistochemistry" ["Expresión del receptor de estrógeno en la próstata humana enferma tras una valoración con hibridación no radioactiva en el lugar e inmunohistoquímica"]. *Prostate* 27, nro. 6 (1995): 304–13.

Farnsworth, W. E. "Roles of estrogen and SHBG in prostate physiology" ["Papel del estrógeno y GFHS en la fisiología de la próstata"]. *Prostate* 28, nro. 1 (1996): 17–23.

Gann, P. H., y otros. "A prospective study of plasma hormone levels, nonhormonal factors, and development of benign prostatic hyperplasia" ["Un estudio hacia el futuro de los niveles de plasma hormonal, factores no hormonales y el desarrollo de la hiperplasia benigna de próstata"] *Prostate* 26, nro. 1 (1995): 40–49.

Janter, S. J., y otros. "Comparative rates of androgen production and metabolism in Caucasian subjects" ["Índices comparativos de la producción de andrógenos y el metabolismo en sujetos caucásicos"]. *J Clin Endocrinol Metab* 83, nro. 6 (1998): 2104–9.

Konety, B. R., y otros. "The role of vitamin D in normal prostate growth and differentiation" ["El papel de la vitamina D en el crecimiento normal y diferenciación de la próstata"]. *Cell Growth Differ* 7 (1996): 1563–70.

Nakkla, A. M., y otros. "Estradiol causes the rapid accumulation of cAMP in human prostate" ["El estradiol causa la rápida acumulación de AMPc en la próstata humana"]. *Proc Natl Acad Sci USA* 91, nro. 12 (1994): 5402–5.

Stone, N. N. "Estrogen formation in human prostatic tissue from patients with and without benign prostatic hyperplasia" ["Formación de estrógeno en el tejido prostático humano en pacientes con y sin hiperplasia benigna de próstata"]. *Prostate* 9, nro. 4 (1986): 311–18.

Voigt, K. D., and W. Bartsch. "The role of tissue steroids in benign hyperplasia and prostate cancer" ["El papel de esteroides del tejido en la hiperplasia benigna y el cáncer de próstata"] *Urologe A* 26, nro. 6 (1987): 349–57.

Walsh, P. C., y otros. "Tissue content of dihydrotestosterone in human prostatic hyperplasia is not supranormal" ["El contenido de dihidrotestosterona en el tejido en casos de hiperplasia prostática humana no es supranormal"]. *J Clin Invest* 72 (1983): 1772–77.

Yamanaka, H. y S. Honma. "Endocrine environment of benign prostatic hyperplasia: prostate size and volume are correlated with serum estrogen concentration" ["El ambiente endocrino en la hiperplasia benigna de próstata: el tamaño de la próstata y el volumen están correlacionados con la concentración de suero de estrógeno"]. *Scand J Urol Nephrol* 29, nro. 1 (1995): 65–68.

Hierbas

Ajo

Kasuga, S. y otros. "Recent advances on the nutritional effects associated with the use of garlic as a supplement. Pharmacologic activities of aged garlic extract in comparison with other garlic preparations" ["Avances recientes de los efectos nutricionales asociados con el uso del ajo como suplemento. Actividades farmacológicas del extracto añejado del ajo en comparación con otros preparados con ajo"]. *J Nutr* 131, nro. 3S (2001): 1180S–84S.

Sodimu, O. y otros. "Certain biochemical effects of garlic oil on rats maintained on fat-high cholesterol diet" ["Ciertos efectos bioquímicos del aceite de ajo en ratas bajo una dieta en grasas con alto colesterol"]. *Experientia* 40, nro. 1 (1984): 78–79.

Avena

Bradbury, J. T. "The rabbit ovulating factor of plant juice" ["El factor ovular del conejo y el jugo de plantas"]. *Am J Physiol* 142 (1944): 487–93.

Cimífuga (*Actaea racemosa*)

Seidl, M. M. y D. E. Stewart. "Alternative treatments for menopausal symptoms: A systematic review of scientific and lay literature" ["Tratamientos alternativos para síntomas de menopausia: una revisión sistemática de la literatura científica y popular"] *Can Fam Phys* 44 (1998): 1299–1308.

Cornejo chino (*Cornus officinalis*)

Jeng, H., y otros. "A substance isolated from *Cornus officinalis* enhances the motility of human sperm" ["Una sustancia que se aisló del *Cornus officinalis* aumenta la mortalidad del semen humano"]. *American Journal of Chinese Medicine* 25, nro. 3–4 (1997): 301–6.

Peng, Q. L., y otros. "*Fructus corni* enhances endothelial cell antioxidant defenses" ["*Fructus corni* aumenta las defensas antioxidantes de las células endoteliales"]. *Gen Pharmacol* 31 (1988): 221–25.

Equinácea (*Echinacea purpurea*)

Mostbeck, A. y M. Studlar. "Experimental studies of a plant extract from *Echinacea purpurea* Moench as an unspecific antibody stimulant with special consideration of the influence on the kidney cortex" ["Estudios experimentales de un extracto de la *Echinacea purpurea* Moench como estimulante de anticuerpos indefinido con una especial atención a la influencia en la corteza renal"]. *Wien Med Wochenschr* 112 (1962): 259–62.

Ginkgo (*Ginkgo biloba*)

Cohen, A. J. y B. Bartlik. *"Ginkgo biloba* for anti-depressant induced sexual dysfunction" [*"Ginkgo biloba* para la disfunción sexual causada por antidepresivos"]. *J Sex Marital Ther* 24, nro. 2 (1998): 139–43.

Pepe, C. y otros. "Video capillaroscopy evaluation of efficacy *Ginkgo biloba* extract with L-arginine and magnesium in the treatment of trophic lesions in patients with Stage 4 peripheral arterial occlusive disease" ["Evaluación por capilaroscopía en video de la eficacia del extracto de *Ginkgo biloba* con L-arginina y magnesio en el tratamiento de lesiones de crecimiento en pacientes con padecimientos oclusivos arteriales periféricos"]. *Minerva Cardioangiol* 47, nro. 6 (1999): 223–30.

Sikora, R. *"Ginkgo biloba* extract in the therapy of erectile dysfunction" ["Extracto de *Ginkgo biloba* en la terapia de la disfunción eréctil"]. *J Urol* 141 (1989): 188A.

Sohn M. y R. Sikora. *"Gingko biloba* extract in the therapy of erectile dysfunction" ["Extracto de *Ginkgo biloba* en la terapia de la disfunción eréctil"]. *J Sex Educ Ther* 17 (1991): 53–61.

Ginseng panax

Nota: La base de datos en línea PubMed Medline, de la Bibliioteca Nacional de Medicina (www.ncbi.nlm.nih.gov/entrez/), enumera 2 530 estudios hasta el 1ro. de junio de 2006, y esto no incluye los cientos de miles más que no han sido traducidos de las publicaciones científicas chinas. Las citas de las publicaciones a continuación son solo un ejemplo. En la bibliografía general se presenta un material más extenso.

Chen, Q. H. y otros. "Pharmacology of total saponins of the fibrous roots of *Panax notoginseng*" ["Farmacología de las saponinas totales de las raíces fibrosas del *Panax notoginseng*"]. *Chung Yao T'ung Pao* 12, nro. 3 (1987): 173–75.

Fahim, M. S. y otros. "Effect of *Panax ginseng* on testosterone level and prostate in male rats" ["Efecto del *ginseng panax* en el nivel de testosterona y en la próstata de ratas macho"]. *Arch Androl* 8 (1982): 261–63.

Ge, Ry y H. Pu. "Effects of ginsenosides and pantocrine on the reproductive endocrine system in male rats" ["Efectos de los ginsenósidos y pantocrin en el sistema endocrino reproductor de ratas macho"]. *J Trad Chin Med* 6, nro. 4 (1986): 301–4.

Popov, I. M. y C. F. Hering III. "The use of ginseng extract as an adjunct in different types of treatment for male impotency" ["El uso del extracto de ginseng como auxiliar en diferentes tipos de tratamientos de la impotencia masculina"]. *Abstr Third Int Ginseng Symp Korea*, Res Inst, Seúl, Corea, Sept. 8–10, 1980, p. 10.

Salvati, G. y otros. "Effects of *Panax ginseng* C. A. Meyer saponins on male fertility" ["Efectos de las saponinas del ginseng panax C.A. Meyer en la fertilidad masculina"]. *Panminerva Med* 38, nro. 4 (1996): 249–54.

Tsai, S. C. y otros. "Stimulation of the secretion of luteinizing hormone by ginsenoside-Rb1 in male rats" ["Estímulos en la secreción de lutropina con ginsenósido-Rb1 en ratas macho"]. *Chin J Physiol* 46, nro. 1 (2003): 1–7.

Wang, J. y otros. "Experimental research on the regulating effects of ginseng with hairy antler on the sexual dysfunction rat model induced with adenine" [Estudio experimental de los efectos reguladores del ginseng con hairy antler en la disfunción sexual de una rata modelo inducida con adenina"]. *Zhonghua Nan Ke Xue* 10, nro. 4 (2004): 315–19.

Youl, Kang H. y otros. "Effects of ginseng ingestion on growth hormone, testosterone, cortisol, and insulin-like growth factor 1 responses to acute resistance exercise" ["Efectos de la ingestión del ginseng en las respuestas de la hormona de crecimiento, el cortisol y el factor de crecimiento 1 tipo insulina al ejercicio severo de resistencia"]. *Journal of Strength and Conditioning Research* 16, nro. 2 (2002): 179–83.

Ginseng siberiano o eleutero (*Eleutherococcus senticosus*)

Dardymov, I. "Gonadotrophic action of *Eleutherococcus glycosides*" ["*Acción gonadotrópica de los glucósidos del eleutero*"]. *Lek Sredstva Dal'nego Vostoka* 11 (1972): 60.

Kuntsman, I. "A study of the gonadotrophic activity of the leaves of *Eleutherococcus senticosus*" ["*Estudio de la actividad gonadotrópica de las hojas de Eleutherococcus senticosus*"]. *Lek Sredstva Dal'nego Vostoka* 7 (1966): 129–32.

Mkrtchyan, A. y otros. "A phase I clinical study of *Androgrographis paniculata* fixed combination Kan Jang versus ginseng and valerian on the semen quality of healthy subjects" ["Estudio clínico de fase I de la combinación fija de *Androgrographis paniculata* Kan Jang vs. ginseng y valeriana en la calidad del semen en sujetos saludables"]. *Phytomedicine* 12, nro. 6–7 (2005): 403–7.

Ginseng tienchi

Nota: Las investigaciones ya son considerables. La base de datos en línea de la Biblioteca Nacional de Medicina PubMed Medline (www.ncbi.nlm.nih.gov/entrez/) enumera 239 citas hasta el 1 de junio de 2006. Hay cientos de bases de datos chinas adicionales que aún no han sido traducidas. Los siguientes artículos sobre el ginseng tienchi son solo una muestra de los que se consultaron para este libro que ya están disponibles.

Chan, Robbie Y. K. y otros. "Estrogen-like activity of ginsenoside Rg1 derived from *Panax notoginseng*" ["Actividad similar al estrógeno del ginsenosida Rg1 derivado del *Panax notoginseng"*]. *The Journal of Clinical Endocrinology and Metabolism* 87, nro. 8 (2002): 3691–95.

Chen, J. C. y otros. "Effects of ginsenoside Rb2 and Re on inferior human sperm motility in vitro" ["Efectos del ginsenosida Rb2 y Re en la movilidad inferior de espermatozoides humanos in vitro"]. *Am J Chin Med* 29, nro. 1 (2001): 155–60.

——. "Effect of *panax notoginseng* extracts on inferior sperm motility in vitro" ["Efecto de extractos de *Panax notoginseng* en la movilidad inferior del semen in vitro"]. *Am J Chin Med* 27, nro. 1 (1999): 123–28.

——. "Effects of *Panax notoginseng* polysaccharide and aqueous fraction on human sperm motility invitro" ["Efectos del polisacárido de *Panax notoginseng* y su fracción acuosa en la movilidad del semen humano in vitro"]. *China Med Coll J* 7, nro. 4 (1998): 39–46.

——. Effect of *Panax notoginseng* saponins on sperm motility and progression in vitro" ["Efecto de las saponinas del *Panax notoginseng* en la movilidad y progresión del esperma in vitro"] *Phytomedicine* 5, nro. 4 (1998): 289–92.

Chen, Q. H. y otros. "Pharmacology of the total saponins of the fibrous roots of *Panax notoginseng*" ["Farmacología de las saponinas totales en las raíces fibrosas del *Panax notoginseng"*]. *Chung Yao T'ung Pao* [Chinese Journal of Chinese Materia Medica] 12, nro. 3 (1987): 173–75.

Gao, H. y otros. "Immunomodulating polysaccharides from *Panax notoginseng*" ["Polisacáridos inmunomoduladores en el *Panax notoginseng"*]. *Pharm Res* 13, nro. 8 (1996): 1196–1200.

He, W. y Z. Zhu. "Effect of *Panax notoginseng* saponins on intercellular adhesion molecule-I expression and neutrophil infiltration in cerebral infarction tissue of rats" ["Efectos de las saponinas del *Panax notoginseng* en la adhesión intercelular de la molécula-l y la infiltración de neutrófilos en el infarto cerebral en ratas"]. *Zhong Yao Cai* 28, nro. 5 (2005): 403–5.

Liang, M. T., T. D. Podolka y W. J. Chuang. "*Panax notoginseng* supplementation enhances physical performance during endurance exercise" ["El suplemento de *Panax notoginseng* aumenta el desempeño físico durante el ejercicio de resistencia"]. *J Strength Cond Res* 19, nro. 1 (2005): 108–14.

Shi, Qin y otros. "Ginsenoside Rd from *Panax notoginseng* enhances astrocyte differentiation from neural stem cells" ["El ginsenósido Rd del *Panax notoginseng* incrementa la diferenciación de astrocitos en células madre neurales"]. *Life Sci* 76 (2005): 983–95.

Wu, Y. y otros. "The pharmacokinetics and pharmacodynamics on intranasal preparations of *Panax notoginseng* saponins" ["Los farmacocinéticos y farmacodinámicos en las preparaciones intranasales de saponinas de *Panax notoginseng"] Yao Xue Xue Bao* 40, nro. 4 (2005): 377–81.

Yang, B. H., y otros. "Effects of *Astragalus membranaceus* and *Panax notoginseng* on the transformation of bone marrow stem cells and the proliferation of EPC in vitro" ["Efectos del *Astragalus membranaceus* y *Panax notoginseng* en la transformación de células madre de médula ósea y la proliferación de EPC in vitro"]. *Zhongguo Zhong Yao Za Zhi* 30, nro. 22 (2005): 1761–63.

Zhang, Hong y otros. "Ginsenoside Re increases fertile and asthenozoospermic infertile human sperm motility by induction of nitric oxide synthase" ["El ginsenósido Re aumenta la motilidad fértil y la infertilidad astenospérmica del esperma humano por inducción de sintasa de óxido nítrico"]. *Arch Pharm Res* 29, nro. 2 (2006): 145–51.

Zhong, Z. y otros. "Effects of the *Panax notoginseng* saponins on the level of synaptophysin protein in brain in rat model with lesion of Meynert" ["Efectos de las saponinas del *Panax notoginseng* en los niveles de sinaptofisina en el cerebro de ratas modelo con lesión de Meynert"]. *Zhongguo Zhong Yao Za Zhi* 30, nro. 12 (2005): 913–15.

Zhu, Y. y otros. "Characterization of cell wall polysaccharides from the medicinal plant *Panax notoginseng*" ["Caracaterización de la pared celular de polisacáridos de la planta medicinal *Panax notoginseng*"]. *Phytochemistry* 66, nro. 9 (2005): 1067–76.

Lirio de David (*Lilium davidii*)

Feng, Shilan, y otros. "Studies on the chemical constituents of the flower of David lily" ["Estudios de los componentes químicos en la flor del lirio de David"] *Zhongguo Zhongyao Zazhi* 19, nro. 10 (1994): 611–12, 639.

Janeczko, Anna y Andrzej Skoczowski. "Mammalian sex hormones in plants" ["Hormonas sexuales de mamíferos en la s plantas"] *Folia Histochemica Et Cytobiologica* 43, nro. 2 (2005): 71–79.

Stransky, K. y otros. "Unusual alkanes pattern of some plant cuticular waxes" ["Patrones alcanos inusales en ceras cuticulares de algunas plantas"]. *Collection of Szechoslovak Chemical Communications* 56, nro. 5 (1991): 1123–29.

Zhang, J. S., Z. H. Yang y T. H. Tsao. "The occurrence of estrogens in relation to reproductive processes in flowering plants" ["Incidencia de estrógenos en relación con el proceso reproductivo de las plantas en floración"]. *Sex Plant Reprod* 4 (1991): 193–96.

Zhong-han, Y., Y. Tang y Z. X. Cao. "The changes of steroidal sex hormone-testosterone contents in reproductive organs of *Lilium davidii* Duch" ["Los cambios de los contenidos de la hormona esteroide sexual testosterona en los órganos reproductores del *Lilium davidii* holandés"] *Chih Wu Hsueh Pao* 36, nro. 3 (1994): 215–20.

Lúpulo (*Humulus lupulus*)

Damber, J. E. y otros. "The acute effect of estrogens on testosterone production appears not to be mediated by testicular estrogen receptors" ["El marcado efecto de los estrógenos en la producción de testosterona no parece ser causado por receptores estrógenos testiculares"]. *Mol Cell Endocr* 31, nro. 1 (1983): 105–16.

Moger, W. H. "Direct effects of estrogens on the endocrine function of the mammalian testis" ["Efectos directos de los estrógenos en la función endocrina de los testículos de los mamíferos"]. *Can J Physiol Pharmacol* 58, nro. 9 (1980): 1011–22.

Namiki, M. y otros. "Direct inhibitory effect of estrogen on the human testis in vitro" ["Efectos inhibidores directos del estrógeno en los testículos de los mamíferos in vitro"]. *Arch Androl* 20, nro. 2 (1988): 131–35.

Stammel, W. y otros. "Tetrahydroisoquinoline alkaloids mimic direct but not receptor-mediated inhibitory effects of estrogens and phytoestrogens on testicular endocrine function. Possible significance for Leydig cell insufficiency in alcohol addiction" ["Los alcaloides de tetrahidroisoquinolina imitan el efecto directo, pero no el de inhibidor de receptor modulado de estrógeno y fitoestrógenos en la función endocrina testicular. Posible significado de la insuficiencia de las células de Sertori en la adicción al alcohol"] *Life Sci* 49, nro. 18 (1991): 1319–29.

Maíz

Bradbury, J. T. "The rabbit ovulating factor of plant juice" ["El efecto ovulador del conejo en la savia de las plantas"]. *Am J Physiol* 142 (1944): 487–93.

Curruba, M. O., y otros. "Stimulatory effect of a maize diet on sexual behaviour of male rats" ["Efecto estimulante de la dieta con maíz en el comportamiento sexual de las ratas macho"]. *Life Sci* 20 (1977): 159–64.

Muira puama (*Ptychopetalum guyanna*)

Waynberg, J. "Contributions to the clinical validation of the traditional use of *Ptychopetalum guyanna*" ["Contribuciones a la validación clínica del uso tradicional de la *Ptychopetalum guyanna*"]. Escrito presentado en el I Congreso Internacional de Etnofarmacología, Estrasburgo, Francia, junio 5–9, 1990.

Waynberg, J. "Male sexual asthenia: Interest in a traditional plant-derived medication" ["La astenia sexual en el hombre: Interés en un medicamento tradicional derivado de plantas"] *Ethnopharmacology*, Marzo, 1995.

Piñones

Nota: En los siguientes sitios de Internet se puede encontrar información general sobre los piñones:

www.birdways.com
www.medicalmeals.com
www.nat.uiuc.edu
www.vegsoc.org

Gutierrez-Fernandez, M. R. y otros. "Methods for the study of estrone, estradiol and testosterone in the seeds of *Pinus pinea* L" ["Métodos para el estudio de la estrona, el estradiol y la testosterona en las semillas de *Pinus pinea* L"]. *An R Acad Farm* 47, nro. 1 (1981): 97–112.

Polen de centeno

Buck, A. C. y otros. "Treatment of outflow tract obstruction due to benign prostatic hyperplasia with the pollen extract, Cernilton: A double-blind, placebo-controlled study" ["Tratamiento de la obstrucción del tracto urinario debido a la hiperplasia beningna de la próstata con el extracto de polen Cernilton: Un estudio controlado doble ciego"]. *Br J Urol* 66, nro. 4 (1990): 398–404.

Habib, F. K. y otros. "In vitro evaluation of the pollen extract, Cernitin T-60, in the regulation of prostate cell growth" ["Evaluación in vitro del extracto de olen Cernitin T-60 en la regulación del aumento de las células de la próstata"]. *Br J Urol* 66, nro. 4 (1990): 393–7.

Jodai, A. y otros. "A long-term therapeutic experience with Cernilton in chronic prostatitis" ["Una experiencia a largo plazo con Cernilton en casos de prostatitis crónica"] *Hinyokika Kiyo* 34 (1988): 561–68.

Rugendorff, E. W. y otros, "Results of treatment with pollen extract (Cernilton N) in chronic prostatitis and prostatodynia" ["Resultados del tratamiento con extracto de polen (Cernilton N) en la prostatitis crónica y la prostatodinia"]. *Br J Urol* 71 (1993): 433–38.

Wojcicki, J. y otros. "Effect of flower pollen in patients with rheumatoid arthritis and concomitant diseases of the gastroduodenal and hepatobiliary systems" ["Efecto del polen de la flor en pacientes con artritis reumatoide y enfermedades recurrentes de los sistemas hepatobiliarios y gastroduodenales"]. *Likarska Sprava* 4 (1998): 151–54.

Yasumoto, R. y otros. "Clinical evaluation of long-term treatment using Cernilton pollen extract in patients with benign prostatic hyperplasia" ["Evaluación clínica del tratamiento a largo plazo usando el extracto de polen Cernilton en pacientes con hiperplasia benigna de próstata"]. *Clinical Therapeutics* 17 (1995): 82–86.

Polen del pino

Armentia, A. y otros. "Allergy to pine pollen and pinon nuts: A review of three cases; Comment" ["Alergia al polen del pino y los piñones: análisis de tres casos. Comentario"]. *Ann Allergy* 64, nro. 5 (1990): 480.

Fan, Bo-Lin y otros. "Toxicological Research of Pollen Pini" ["Estudio toxicológico del polen del pino"]. Resumen. Servicio de Publicaciones Electrónicas de China (Chinese Electronic Periodicals Service-CEPS), catálogo número 203581, 2005.

Freeman, G. "Pine pollen allergy in northern Arizona" ["Alergia al polen del pino en el norte de Arizona"]. *Ann Allergy* 60, nro. 6 (1993): 491–94.

Garcia, J. J. y otros. "Pollinosis due to Australian pine *(Casuarina)*: An aerobiologic and clinical study in southern Spain" ["Rinitis alérgica por el pino australiano *(Casuarina)*: estudio clínico y aerobiológico en el sur de España"]. *Allergy* 52, nro. 1 (1997): 11–17.

Hanssen, Maurice. *The Healing Power of Pollen* [El efecto curativo del polen]. Wellingborough, Northhamptonshire, Gran Bretaña: Thorsons, 1979. Apéndice: "A Comparative Analysis of Three Pollens: *Zea Mays, Alnus spp., and Pinus Montana*" ["Un análisis comparativo de tres tipos de polen: *Zea Mays, Alnus spp. y Pinus Montana*"]. www.graminex.com.

Harris, R. y D. German. "The incidence of pine pollen reactivity in an allergic atopic population" ["La incidencia de la reactividad del polen del pino en una población con alergia atópica"]. *Ann Allergy* 55, nro. 5 (1985): 678–79.

Helmers, H. y L. Machlis. "Exogenous substrate utilization and fermentation by the pollen of *Pinus ponderosa*" ["Uso y fermentación de sustratos exógenos por el polen de *Pinus ponderosa*"]. *Plant Physiology* 31, nro. 4 (1956): 284–89.

Janeczko, Anna y Andrzej Skoczowski. "Mammalian sex hormones in plants" ["Hormonas sexuales de mamíferos en las plantas"]. *Folia Histochemica Et Cytobiologica* 43, nro. 2 (2005): 71–79.

Jenkins, Ronald y otros. "Androstendione and progesterone in the sediment of a river receiving paper mill effluent" ["Androstenediona y progesterona en el sedimento de un río con el efluente de una papelera"]. *Toxicological Sciences* 73, nro. 1 (2003): 53–59.

———. "Identification of androstenedione in a river containing paper mill effluent" ["Identificación de androstenediona en un río con el efluente de una papelera"]. *Environmental Toxicology and Chemistry* 20, nro. 6 (2001): 1325–31.

Kalliel, J. y G. Settipane. "Eastern pine sensitivity in New England" ["Sensibilidad al pino del este en Nueva Inglaterra"] *N Engl Reg Allergy Proc* 9, nro. 3 (1988): 233–35.

Kamienska, A., and R. Pharis. "Endogenous gibberellins of pine pollen: II. Changes during germination of *Pinus attenuata, P. coulteri, and P. ponderosa* pollen" ["Giberelinas endógenas del polen del pino: II. Cambios durante la germinación del polen del *Pinus attenuata, P. coulteri y P. ponderosa*"]. *Plant Physiology* 56, nro. 5 (1975): 655–59.

Kamienska, A., R. Durley y R. Pharis. "Endogenous gibberellins of pine pollen: III. Conversion of 1,2-[H]GA(4) to gibberellins A(1) and A(34) in germinating pollen of *Pinus attenuata* Lemm" ["Giberelinas endógenas del polen del pino: III. La conversión de 1,2-[H]GA(4) a giberelinas A(1) y A(34) en el polen en germinación del *Pinus attenuata* Lemm"]. *Plant Physiology* 58, nro. 1 (1976): 68–70.

Kim, Song-Ki y otros. "Identification of two brassinosteroids from the cambial region of Scots pine *(Pinus silvestris)* by gas chromoatography-mass spectrometry, after deteching using a dwarf rice lamina inclination bioassay" ["Identificación de dos brasinoesteoides de la región cambial del pino escocés *(Pinus silvestris) usando un bioensayo con la hoja del arroz enano"], Plant Physiol* 94 (1990): 1709–13.

Lee, Eun Ju y Thomas Booth. "Macronutrient input from pollen in two regenerating pine stands in southeast Korea" ["Datos sobre macronutrientes del polen en dos rodales de pinos en el sureste de Corea"]. *Ecological Research* 18, nro. 4 (2003): 423–30.

Ma, Y. "Determination of amino acids in pollen of *Pinus tabulaeformis* by pico tag method" ["Determinación de aminoácidos en el polen de *Pinus tabulaeformis* por el método pico-tag"]. *Chinese Journal of Chromatography* 12, nro. 1 (1994): 63.

Marcos, C. y otros. *"Pinus* pollen aerobiology and clinical sensitization in northwest Spain" ["Aerobiología y potencialización clínica del polen de Pinus en el noroeste de España"]. *Ann Allergy Asthma Immunol* 87, nro. 1 (2001): 39–42.

Oleksyn, J. y otros. "Nutritional status of pollen and needles of diverse *Pinus sylvestris* populations grown at sites with contrasting pollution" [Estatus nutricional del polen y las hojas de diversas poblaciones de *Pinus sylvestris* en lugares con niveles contrastantes de contaminación"]. *Water, Air, and Soil Pollution* 110, nro. 1–2 (1999): 195–212.

Parks, L. y otros. "Masculinization of female mosquitofish in Kraft mill effluent-contaminated Fenholloway river water is associated with androgen receptor agonist activity" ["La masculinización del pez mosquito en las aguas del río Fenholloway, contaminadas por un efluente de una procesadora de Kraft, está asociada con la actividad agonal del receptor de andrógeno"]. *Toxicological Sciences* 62, nro. 2 (2001): 257–67.

Saden-Krehula, M. y M. Tajic. "Vitamin D and its metabolites in the pollen of pine. Part 5: Steroid hormones in the pollen of pine species" ["La vitamina D y sus metabolitos en el polen del pino. Parte 5: Esteroides en el polen de especies de pinos"]. *Pharmazie* 42, nro. 7 (1987): 471–72.

Saden-Krehula, M., M. Tajic, and D. Kolbah. "Sex hormones and corticosteroids in pollen of *Pinus nigra*" ["Hormonas sexuales y corticosteroides en el polen del *Pinus nigra*"]. *Phytochemistry* 17 (1978): 345–46.

Saden-Krehula, M., y otros. "Steroid hormones in the pollen of pine species IV.: 17-ketosteroids in *Pinus nigra* Ar. ["Hormonas esteroides en el polen de especies de pino IV.: ketosteroides-17 en el *Pinus nigra* Ar"]. *Naturwissenschaften* 70, nro. 10 (1983): 520–22.

Saden-Krehula, M. y otros. "Testosterone, epitestosterone, and androstenedione in the pollen of scotch pine, *Pinus sylvestris* L" ["Testosterona, epitestosterona y androstenediona en el polen del pino escocés, *Pinus sylvestris* L"]. *Experientia* 27 (1971): 108–9.

Senna, G. y otros. "Anaphylaxis to pine nuts and immunological cross-reactivity with pine pollen proteins" ["Anafilaxia con los piñones y reactividad cruzada inmunológica con las proteínas del polen del pino"]. *J Investig Allergol Clin Immunol* 10, nro. 1 (2000): 44–46.

Wang, Ting y otros. "Provitamins and vitamin D2 and D3 in *Cladina* spp. over a latitudinal gradient: possible correlation with UV levels" ["Provitaminas y vitamina D2 y D3 en especies de *Cladina* en un gradiente latitudinal: posible correlación con los niveles de rayos ultravioletas"]. *Journal of Photochemistry and Photobiology, B-Biology* 62 (2001): 118–22.

Wang, Y., H. J. Wang y Z. Y. Zhang. "Analysis of pine pollen by using FTIR, SEM, and energy-dispersive X-ray analysis" ["Análisis del polen del pino usando EITF, MEB y análisis de rayos X por energía dispersiva"]. *Guang Pu Xue Yu Guang Pu Fen Xi* 25, nro. 11 (2005): 1797–800.

Zeng, Qing-Yin, Hai Lu, and Xiao-Ru Wang. "Molecular characterization of a glutathione transferase from *Pinus tabulaeformis* (Pinaceae)" ["Caracterización molecular de una glutationa transferasa del *Pinus tabulaeformis* (Pinaceae)"]. *Biochimie* 87 (2005): 445–55.

Zhao, L., W. Windisch y M. Kirchgessner. "A study on the nutritive value of pollen from the Chinese masson pine *(Pinus massoniana)* and its effect on fecal characteristics in rats" ["Estudio sobre el valor nutritivo del polen del pino rojo chino *(Pinus massoniana)* y su efecto en las características fecales de las ratas"]. *Z Ernahrungswiss* 35, nro. 4 (1996): 341–47.

Zhi, Chong-Yuan y Kai-Fa Wang. "A study on nutrient components of pollen grains of *Pinus tabulaeformis, Pinus bungeana,* and *Picea wilsonii*" ["Estudio sobre los componentes nutritivos de los granos de polen del *Pinus tabulaeformis, Pinus bungeana* y *Picea wilsonii*"]. *Resumen.* Servicio de Publicaciones Electrónicas de China (CEPS, en inglés), catálogo número 228270, 2001.

Raíz de ortiga (*Urtica dioica L.*)

Belaiche, P. y O. Lievoux. "Clinical studies on the palliative treatment of prostatic adenoma with extract of *urtica* root" ["Estudios clínicos sobre el tratamiento paliativo del adenoma prostático con extracto de raíz de ortiga"] *Phytother Res* 5, nro. 6 (1991): 267–69.

Bombardelli, E. y P. Morazzoni. *"Urtica dioica L".* *Fitoterapia* 68, nro. 5 (1997): 387–402.

Dathe, G. y H. Schmid. "Phytotherapy of the benign prostatic hyperplasia (BPH): A double-blind study with an extract of *Radicis urticae* (ERU)" ["Fitoterapia de la hiperplasia beningna de próstata (HBP): Un estudio doble ciego con un extracto de *Radicis urticae* (ERU)"]. *Urologe* 27 (1987): 223–26.

Djulepa, J. "A two-year study of prostatic syndrome. The results of a conservative treatment with Bazoton" ["Un estudio de dos años del síndrome prostático. Los resultados de un tratamiento conservador con Bazoton"]. *Arztl Praxis* 63, nro. 7 (1982): 2199–2205.

Fieber, F. "Sonographical observations of the course concerning the influence of the medicamentous therapy of the benign prostatic hyperplasia (BPH)" ["Observaciones de sonografía de la trayectoria relacionada con la influencia de la terapia medicamentosa de la hiperplasia benigna de próstata (HBP)"]. En *Klinische Und Experimentelle Urologie 19. Benigne Prostathyperplasie II,* editado por H. W. Bower. Citado de la base de datos Napralert (www.napralert.org), 1988: 75–82.

Friesen. A. "Statistical analysis of a multicenter longterm study with ERU1" ["Análisis estadístico de un estudio a largo plazo en varios centros con ERU1"]. Cita de Napralert, 1988: 121–130.

Goetz, P. "Treatment of benign prostatic hyperplasia with *Urticae Radix*" ["Tratamiento de la hiperplasia benigna de la próstata con *Urticae Radix*"]. *Z Phytother* 10 (1989): 175–8.

Hartmann, R. W. y otros. "Inhibition of 5 alpha-reductase and aromatase by PHL-00801 (Prostatonin), a combination of PY 102 *(Pygeum africanum)* and UR 102 *(Urtica dioica)* extracts" [Inhibición de la 5-alfa-reductasa y aromatasa por PHL-00801 (Prostatonin), una combinación de extractos de PY 102 *(Pygeum africanum)* y UR 102 *(Urtica dioica)"].* *Phytomedicine* 3, nro. 2 (1996): 121–28.

Hryb, D. J. y otros. "The effect of extracts of the root of the stinging nettle *(Urtica dioica)* on the interaction of SHBG with its receptor on human prostatic membranes" ["El efecto de los extractos de la raíz de ortiga *(Urtica dioica)* en la interacción de la GFHS con su receptor en las membranas prostáticas humanas"] *Planta Med* 61, nro. 1 (1995): 31–32.

Kraus, K. y otros. "(10E,12Z)-9-Hydroxy-10,12-Octadecadienoic Acid, an aromatase inhibitor from roots of *Urtica dioica*" ["12-ácido octanodioico (10E,12Z)-9-Hidróxido-10, un inhibidor de aromatasa a partir de las raíces de la *Urtica dioica*"]. *Liebigs Ann Chem* 4 (1991): 335–39.

Krzeski, T. y otros. "Combined extracts of *Urtica dioica* and *Pygeum africanum* in the treatment of benign prostatic hyperplasia: double-blind comparison of two doses" ["Extractos combinados de *Urtica dioica* y *Pygeum africanum* en el tratamiento de la hiperplasia benigna de la próstata: comparación en doble ciego con dos dosis"]. *Clin Ther* 15, nro. 6 (1993): 1011–20.

Lichius, J. J. y C. Muth. "The inhibiting effects of *Urtica dioica* root extracts on experimentally induced prostatic hyperplasia in the mouse" ["Los efectos inhibidores del extracto de la raíz de *Urtica dioica* en la hiperplasia de próstata inducida en ratones"]. *Planta Med* 63, nro. 4 (1997): 307–10.

Lichius, J. J. y otros. "The inhibiting effects of components of stinging nettle roots on experimentally induced prostatic hyperplasia in mice" ["Los efectos inhibidores de componentes de la raíz de ortiga en la hiperplasia inducida experimentalmente en ratones"]. *Planta Med* 65, nro. 7 (1999): 666–68.

Lowe, F. C. y E. Fagelman. "Phytotherapy in the treatment of benign prostatic hyperplasia: an update" ["Fitoterapia en el tratamiento de la hiperplasia benigna de próstata: una actualización"]. *Urology* 53, nro. 4 (1999): 671–78.

Lowe, F. C. y otros. "Review of recent placebo-controlled trials utilizing phytotherapeutic agents for the treatment of BPH" ["Análisis de pruebas controladas con placebo usando agentes fitoterapéuticos para el tratamiento de la HBP"]. *Prostate* 37, nro. 3 (1998): 187–93.

Maar, K. "Retrogression of the symptomatology of prostate adenoma. Results of a six months conservative treatment with ERU capsules" ["Regresión de la sintomatología del adenoma de próstata. Resultados de un tratamiento conservador de seis meses con cápsulas ERU"]. *Fortschr Med* 105 (1987): 1–5.

Montanari, E. y otros. "Benign prostatic hyperplasia randomized study with 63 patients" ["Estudio aleatorio de hiperplasia benigna de próstata con 63 pacientes"]. *Informierte Arzt* 6A (1991): 593–98.

Oberholzer, M. y otros. "Results obtained by electron microscopy in medicamentously treated benign prostatic hyperplasia (BPH)" ["Resultados obtenidos en microscopio electrónico en casos bajo tratamiento de hiperplasia benigna de próstata (HBP)"] en *Benigne Prostatahyperplasie*, editado por H. W. Bauer. Cita de Napralert, 1986: 13–17.

Romics, I. "Observations with Bazoton in the management of prostatic hyperplasia" ["Observaciones con Bazoton en el manejo de la hiperplasia de próstata"]. *Int Urol Nephrol* 19, nro. 3 (1987): 293–97.

Schmidt, K. "The effect of an extract of *Radix Urticae* and various secondary extracts on the SHBG of blood plasma in benign prostatic hyperplasia" ["El efecto de un extracto de *Radix Urticae* y varios extractos secundarios en la GFHS del plasma sanguíneo en la hiperplasia benigna de próstata"]. *Fortschr Med* 101, nro. 21 (1983): 713–16.

Schottner, Matthias, Gerhard Spireller y Dietmar Gansser. "Lignans interfering with 5a-dihydrotestosterone binding to human sex hormone-binding globulin" ["Lignanos que interfieren con la adherencia de la 5a-dihidrotestosterona a la globulina de la hormona sexual"]. *J Nat Prod* 61 (1998): 119–21.

Stahl, H. P. "Therapy of prostatic nocturia with a standardized extract of *urtica* root" ["Terapia de nicturia prostática con un extracto estandarizado de raíz de *urtica*"]. *Z Allg Med* 60 (1984): 128–32.

Suh, N. y otros. "Discovery of natural product chemopreventative agents utilizing

HL-60 cell differentiation as a model" ["Descubrimiento de agentes naturales quimopreventivos usando la diferenciación de la célula HL-60 como modelo"]. *Anticancer Res* 15, nro. 2 (1995): 233–39.

Tosch, U. y H. Mussiggang. "The medicamentous treatment of the benign prostatic hyperplasia" ["El tratamiento medicamentoso de la hiperplasia benigna de próstata"]. *Euromed* 6 (1983): 1–8.

Vahlensieck, W. "Konservative behandlung der benign prostathyperplasie (BPH)" ["Tratamiento conservador de la hiperplasia benigna de próstata (HBP)"]. *Therapiewoche* 35 (1985): 4031–40.

Vontobel, H. P. y otros. "The results of a double-blind study on the efficacy of ERU capsules in the conservative treatment of benign prostatic hyperplasia" ["Los resultados de un estudio doble ciego sobre la eficacia de las cápsulas ERU en el tratamiento conservador de la hiperplasia benigna de próstata"]. *Urologe* 24 (1985): 49–51.

Wagner, H. y otros. "Biologically active compounds from the aqueous extract of *Urtica dioica*" ["Compuestos biológicamente activos a partir del extracto acuoso de *Urtica dioica*"]. *Planta Med* 55, nro. 5 (1989): 452–54.

Wagner, H. y otros. "Search for the antiprostatic principle of stinging nettle *(Urtica dioica)* roots" ["En busca del principio antiprostático de las raíces de ortiga *(Urtica dioica)*"]. *Phytomedicine* 1, nro. 3 (1994): 213–24.

Zieglar, H. "Investigations of prostate cells under effect of extract *Radix Urticae* (ERU) by fluorescent microscopy" ["Investigaciones de las células de la próstata bajo los efectos del extracto de *Radix Urticae* (ERU) por microscopía fluorescente"]. *Fortschr Med* 45 (1983): 2112–14.

Ziegler, V. H. "Zytomorphologische verlaufskontrolle einer therapie der residivierenden prostatis durch eine landzeit-kombinations behandlung". *Fortschr Med* 39, nro. 21 (1982): 1832–34.

Regaliz (*Glycyrrhiza glabra*)

Armanini, D. y otros. "Reduction of serum testosterone in men by licorice" ["Reducción del suero de testosterona en los hombres mediante regaliz"]. *N Engl J Med* 341, nro. 15 (1999): 1158.

Edwards, C. R. W. "Lessons from licorice" ["Lecciones del regaliz"]. *N Engl J Med* 325, nro. 17 (1991): 1242–43.

Schambelan, M. "Licorice ingestion and blood pressure regulating hormones" ["La ingestión de regaliz y las hormonas que regulan la presión sanguínea"]. *Steroids* 59, nro. 2 (1994): 127–30.

Shepherd, Suzanne. "Plant poisoning, licorice" ["Envenenamiento con plantas, regaliz"]. *eMedicine Journal* 2, nro. 4 (2001): 2.

Stewart, P. M. y otros. "Mineralocorticoid activity of carbenoxolone: Contrasting effects of carbenoxolone and liquorice on 11-beta-hydroxysteroid dehydrogenase activity" ["Actividad mineralocorticoide de la carboxelona: Efectos contrastantes de la carboxelona y el regaliz en la actividad de la 11-beta-hidrosisteroide dehidrogenasa"] *Clin Sci* 78, nro. 1 (1990): 49–54.

Saw palmetto o palma enana americana

Awang, D. V. C. "Saw palmetto, African prune, and stinging nettle for benign prostatic hyperplasia (BPH)" ["Saw palmetto, ciruela africana y la raíz de ortiga para al hiperplasia benigna de próstata (HBP)"]. *Can Pharm J* 130, nro. 9 (1997): 37–44–62.

Braeckman, J. "The extract of *Serenoa repens* in the treatment of benign prostatic hyperplasia: A multicenter open study" ["El extracto de *Serenoa repens* en el tratamiento de la hiperplasia benigna de próstata. Un estudio abierto en varios centros"]. *Curr Ther Res* 55 (1994): 776–85.

Braeckman, J. y otros. "Efficacy and safety of the extract of *Serenoa repens* in the treatment of benign prostatic hyperplasia" ["Eficacia y seguridad del extracto de *Serenoa repens* en el tratamiento de la hipeplasia beningna de la próstata"]. *Phytotherapy Research* 11 (1997): 558–63.

Broccafoschi, S. y S. Amnoscia. "Comparison of *Serenoa repens* extract with placebo in controlled clinical trial in patients with prostatic adenomatosis" ["Comparación del extracto de *Serenoa repens* con placebo en un estudio controlado con pacientes con adenomatosis de la próstata"]. *Urologia* 50 (1983): 1257–68.

Caponera, M. y otros. "Antiestrogenic activity of *Serenoa repens* in patients with BPH" ["Actividad antiestrógeno de *Serenoa repens* en pacientes con HBP"] *Acta Urol Ital* 6, suppl. 4 (1992): 271–72.

Champault, G. y otros. "Medical treatment of prostatic adenoma: Controlled trial; PA 109 vs. placebo in 110 patients" ["Tratamientos médicos para el adenoma de la próstata: Estudio controlado; AP vs. placebo en 110 pacientes"]. *Ann Urol* 18 (1984): 4–7, 10.

Di Silverio, F. y otros. "Effects of long-term treatment with *Serenoa repens* (Permixon) on the concentrations and regional distribution of androgens and epidermal growth factor in benign prostatic hyperplasia" ["Efectos del tratamiento a largo plazo con *Serenoa repens* (Permixon) en las concentraciones y distribución regional de andrógenos y el factor de crecimiento epidérmico en la hiperplasia benigna de próstata"]. *Prostate* 37, nro. 2 (1992): 77–83.

———. "Evidence that *Serenoa repens* extract displays an antiestrogenic activity in prostatic tissue of benign prostatic hypertrophy patients" ["Evidencia de que el extracto de *Serenoa repens* muestra una actividad antiestrógeno en el tejido prostático de pacientes con hipertrofia benigna de próstata"]. *Eur Urol* 21, nro. 4 (1992): 309–14.

Koch, E. "Pharmacology and modes of action of extracts of palmetto fruit

BIBLIOGRAFÍA 193

(Sabal fructus), stinging nettle roots *(Urticae radix),* and pumpkin seed *(Curcurbitae peponis semen)* in the treatment of benign prostatic hyperplasia" ["Farmacología y métodos de acción de los extractos del fruto del palmetto *(Sabal fructus),* la raíz de ortiga y la semilla de calabaza *(Curcurbitae peponis semen)* en el tratamiento de la hiperplasia benigna de próstata"]. *Phytopharmaka forsch Klin Anwend* (1995): 57–79.

Koch, E. y A. Biber. "Pharmacological effects of saw palmetto and *urtica* extracts for benign prostatic hyperplasia" ["Efectos farmacológicos de los extractos de saw palmetto y *urtica* para la hiperplasia benigna de próstata"]. *Quart Rev Nat Med* (1995): 281–289.

Marks, L. S. y otros. "Effects of a saw palmetto herbal blend in men with symptomatic benign prostatic hyperplasia" ["Efectos de una mezcla herbaria de saw palmetto en hombres con hiperplasia benigna de próstata"]. *J Urol* 163, nro. 5 (2000): 1451–56.

———. "Tissue effects of saw palmetto and Finasteride: use of biopsy cores for in situ quantification of prostatic androgens" ["Efectos del saw palmetto y la finasterida en el tejido: el uso de biopsia incisional para la medición in situ de andrógenos prostáticos"]. *Urology* 57, nro. 5 (2001): 999–1005.

McKinney, D. E. "Saw palmetto for benign prostatic hyperplasia" ["Saw palmetto para la hiperplasia benigna de próstata"]. *J Amer Med Ass* 281, nro. 18 (1999): 1699.

Schneider, H. J. y otros. "Treatment of benign prostatic hyperplasia. Results of a surveillance study in the practices of urological specialists using a combined plant-based preparation *(Sabal* extract WS 1473 and *urtica* extract WS 1031)" ["Tratamiento de la hiperplasia benigna de próstata. Resultados de un estudio de vigilancia en los procedimientos de especialistas en urología que usan una preparación combinada de plantas (Extracto de *sabal* WS 1473 y extracto de *urtica* WS 1031)"]. *Fortschr Med* 113, nro. 3 (1995): 37–40.

Stokeland, J. "Combined *Sabal* and *Urtica* extract compared with Finasteride in men with benign prostatic hyperplasia: an analysis of prostate volume and therapeutic outcome" ["Comparación del extracto combinado de *Sabal* y *Urtica* con finasterida en hombres con hiperplasia benigna de próstata: un análisis del volumen prostático y del resultado terapéutico"]. *Brit J Urol Int* 86, nro. 4 (2000): 439–42.

Stokeland, J. y J. Albrecht. "Combined *Sabal* and *urtica* extract vs. Finasteride in BPH (Alken Stage I–II)" ["Extracto combinado de *Sabal* y *urtica* vs. finasterida en HBP"]. *Urology* 36 (1997): 327–33.

Strauch, G. y otros. "Comparison of finasteride (Proscar) and *Serenoa repens* in the inhibition of 5-alpha reductase in healthy male volunteers" ["Comparación de finasterida (Proscar) y *Serenoa repens* en la inhibición de la 5-alfa-reductasa en voluntarios masculinos saludables"]. *Eur Urol* 26, nro. 3 (1994): 247–52.

Vahlensieck, W., Jr. y otros. "Benign prostatic hyperplasia: Treatment with sabal fruit extract" ["Hiperplasia benigna de próstata: Tratamiento con extracto de fruta de sabal"]. *Fortschritte Med* 111 (1993): 323–26.

Speman

Agarway, V. K. y R. K. Gupta. "Clinical studies with speman in cases of benign enlargement of the prostate" ["Estudios clínicos con speman en casos de agrandamiento benigno de la próstata"]. *The Indian Practitioner* 6 (1971): 281.

Ahmed, Mir Nazir y otros. "Speman in patients of benign prostatomegaly" ["Speman en pacientes con prostatomegalia benigna"]. *Current Medical Practice* 9 (1983): 257.

Bannerjee, P. "Speman and cystone in benign prostatic enlargement" ["Speman y Cystone en el agrandamiento benigno de la próstata"]. *Probe* 13, nro. 2 (1974): 88–90.

Gaur, K. P. "Evaluation of speman in prostatitis" ["Evaluación del speman en la prostatitis"]. *Capsule* 1 (1982): 2.

Gour, K. N. y Sudhir Gupta. "Speman in male sexual disorders" ["El speman en los trastornos sexuales masculinos"]. *Current Medical Practice* 3 (1959): 135.

Jayatilak, P. G. y otros. "Effect of an indigenous drug (Speman) on human accessory reproductive function" ["Efecto de una droga indígena (Speman) en la función reproductiva accesoria humana"]. *Indian J Surg* 38 (1976): 12–15.

———. "Effect of an indigenous drug (Speman) on accessory reproduction functions in mice" ["Efecto de una droga indígena (Speman) en la función reproductiva accesoria de ratones"]. *Indian J Exp Biol* 14 (1976): 170.

Limaye, H. R. y C. S. Madkar. "Management of oligozoospermia, asthenospermia, and necrozoospermia by treatment with 'Speman'" ["Manejo de la oligospermia, la astenospermia y la necrospermia con 'Speman'"] *Antiseptic* (1984): 612.

Madaan, S. y T. R. Madaan. "Speman in oligospermia" ["Speman en la oligospermia"]. *Probe* 24, nro. 2 (1985): 115–17.

Mukher, S. y otros. "Effect of Speman on prostatism: A clinical study" ["Efecto del Speman en la prostatitis"]. *Probe* 25 (1986): 237–40.

Pardanani, D. S. y otros. "Study of the effects of speman on semen quality in oligospermic men" ["Estudio de los efectos del Speman en la calidad del semen de hombres olgospérmicos"]. *Indian J Surg* 38 (1976): 34–39.

Rathore, H. S. y V. Saraswat. "Protection of mouse testes, epididymis, and adrenals with speman against cadmium intoxication" ["Protección de testículos, epidermis y glándulas suprarrenales en ratones con Speman contra la intoxicación con cadmio"]. *Probe* 25 (1986): 257–68.

Sengupta, Sabuj. "A clinico-pathological study of the effect of Speman on spermatogenesis in cases of oligozoospermia" ["Un estudio clínico-patológico de los efectos del Speman en la espermatogénesis en casos de oligospermia"]. *Probe* 21, nro. 4 (1982): 275–76.

Tribulus

Nota: Hay disponibles en Internet muchas fuentes de investigación al respecto en www.libolov.com y www.tribestan.com. A continuación se muestra un contenido representativo.

Adaikan, P. G., K. Gauthaman y R. Prasad. "History of herbal medicines with an insight on the pharmacological properties of *Tribulus terrestris*" ["Historia de las medicinas herbarias con una percepción de las propiedades del *Tribulus terrestris*"]. *Aging Male* 4, nro. 3 (2001): 163–69.

Adaikan, P. G. y otros. "Proerectile pharmacological effects of *Tribulus terrestris* extract on the rabbit corpus cavernosum" ["Efectos farmacológicos proeréctiles del extracto del *Tribulus terrestris en el cuerpo cavernoso del conejo"] Ann Acad Med Singapore* 29, nro. 1 (2000): 22–26.

Adimoelja, A. "Phytochemicals and the breakthrough of traditional herbs in the management of sexual dysfunction" ["Fitoquímmicos y el logro de las hierbas tradicionales en el manejo de las disfunciiones sexuales"]. *Int J Androl* 23, nro. 2 (2000): 82–84.

——. "Treatment of Sexual dysfunction in diabetes mellitus subjects using orally administered protodioscin and injection of vasoactive compounds" ["Tratamiento de la disfunción sexual en la diabetes mellitus usando protodioscina por vía oral e inyecciones de compuestos vasoactivos"] Actas del Seminario sobre Disfunciones Eréctiles por Diabetes, Bandung, Indonesia, 1997.

Adimoelja, A. y P. Ganeshan Adaikan. "Protodioscin from herbal plant *Tribulus terrestris* improves the male sexual functions, probably via DHEA" ["La protodioscina de la planta *Tribulus terrestris* mejora las funciones sexuales masculinas, probablemente via DHEA"]. *Int J Impotence Research* 9, nro. 1 (1997): S64.

Arsyad, K. M. "Effect of protodioscin on the quantity and quality of sperms from males with moderate oligozoospermia" ["Efecto de la protodioscina en la cantidad y cualidad del esperma en hombres con oligospermia moderada"]. *Medika* 22, nro. 8 (1996): 614–18.

Gauthaman, K. y P. Adaikan. "Effect of *Tribulus terrestris* on nicotinamide adenine dinucleotide phosphate-diaphorase activity and androgen receptors in rat brain" ["Efecto del *Tribulus terrestris* en la actividad de fosfato-diaforasa del dinucleótido de nicotinamida adenina"]. *J Ethnopharmacol* 96, nro. 1–2 (2005): 127–32.

Gauthaman, K., P. Adaikan y R. Prasad. "Aphrodisiac properties of *Tribulus terrestris* extract (Ptotodioscin) in normal and castrated rats" ["Propiedades afrodisíacas del extracto de *Tribulus terrestris* (Ptotodioscin) en ratas normales y castradas"]. *Life Sci* 71, nro. 12 (2002): 1385–96.

Gauthaman, K., A. Ganasan y R. Prasad. "Sexual effects of puncturevine *(Tribulus terrestris)* extract (protodioscin): an evaluation using a rat model" ["Efectos sexuales del extracto de *Tribulus terrestris* (protodioscina): una evaluación usando una rata modelo"]. *J Altern Complement Med* 9, nro. 2 (2003): 257–65.

Gauthaman, K. y otros. "Changes in hormonal parameters secondary to intravenous administration of *Tribulus terrestris* extract in primates" ["Cambios en los parámetros hormonales secundarios con la administración intravenosa de extracto de *Tribulus terrestris* en primates"]. *International Journal of Impotence Research* 12, supplement 6 (2000): 6.

———. "Pro-erectile pharmacological effect of *Tribulis terrestris* on the rabbit corpus cavernosum" ["Efecto farmacológico proeréctil del *Tribulis terrestris* en el cuerpo cavernoso del conejo"]. *Ann Acad Med Singapore* 29, nro. 1 (2000): 22–26.

Kaumanov, F. y otros. "Clinical trial of Tribestan" ["Estudio clínico del Tribestan"]. *Experimental Medicine* 2 (1982): 8.

Milanov, S. y otros. "Tribestan effect on the concentration of some hormones in the serum of healthy subjects" ["Efectos del Tribestan en la concentración de algunas hormonas en el suero de sujetos saludables"]. www.tribestan.com.

Moeloek, N. y otros. "Trials of *Tribulus terrestris* (Protodioscin) on Oligozoospermia" ["Estudios del *Tribulus terrestris* (Protodioscin) en la oligospermia"]. Apuntes del Sexto Congreso Nacional y Tercer Simposio Internacional sobre las Nuevas Perspectivas de la Andrología en la Reproducción Humana, 1994. www.tribestan.com.

Nasution, A. W. "Effect of *Tribulus terrestris* treatment on impotence and libido disorders" ["Efecto del tratamiento con *Tribulus terrestris* en la impotencia y los trastornos de la libido"]. Escuela de Medicina de la Universidad de Andalas. www.liboliv.com (consultado el 1 de junio de 2006).

Obreshkova, D. y otros. "Comparative analytical investigation of *Tribulus terrestris* preparations" ["Investigación analítica comparativa de los preparados con *Tribulus terrestris*"]. *Pharmacia* 15, nro. 2 (1998): 11.

Pangkahila, W. "*Tribulus terrestris* (Protodioscin) Increases Men's Sex Drive" ["El *Tribulus terrestris* (Protodioscin) aumenta el deseo sexual del hombre"]. Notas del Décimo Congreso Nacional sobre Nuevas Perspectivas de la Andología en la Reproducción Humana. www.pharmabul.com/research.htm (consultada el 1 de junio de 2006).

Sankaran, J. "Problem of male virility: An oriental therapy" ["Problema de la virilidad masculina: una terapia oriental"]. *J Natl Integ Med Assoc* 26, nro. 11 (1984): 315–17.

Setiawan, L. "*Tribulus terrestris* L. extract improves spermatozoa motility and increases the efficiency of acrosome reaction in subjects diagnosed with oligoasthenoteratozoospermia" ["El extracto de *Tribulus terrestris* L. mejora la motilidad de los espermatozoides e incrementa la eficiencia de la reacción acrosómica en sujetos diagnosticados con oligoastenoteratospermia"]. *J Panca Sarjana Aialangga University* 5, nro. 2–3 (1996): 35–40.

Tomova, M. y otros. "Steroidal saponins from *Tribulus terristris* with a stimulating action on the sexual functions" ["Saponinas esteroides del *Tribulus terristris* con una acción estimulante en las funciones sexuales"]. *Int Conf Chem Biotenhnol Biol Act Nat Prod* 3 (1981): 298–302.

Viktorof, I. y otros. "Pharmacological, pharmacokinetic, toxicological and clinical studies on protodioscin" ["Estudios farmacológicos, farmacoquinéticos, toxicológicos y clínicos del protodioscin"]. *IIMS Therapeutic Focus* 2 (1994). www.nutrica.com/Libilov/LMR1.htm (consultado el 1 de junio de 2006).

Suplementos nutricionales

Ácidos grasos Omega-3

Hart, J. y W. Cooper. *Vitamin F in the Treatment of Prostatic Hypertrophy.* [*La vitamina F en el tratamiento de la hipertrofia prostática*]. Milwaukee, Wis.: Lee Foundation for Nutritional Research, 1941.

Lanier, A. P. y otros. "Cancer in Alaskan Indians, Eskimos, and Aleuts, 1969–1983: Implications for etiology and control" ["El cáncer en indios, esquimales y aleutianos de Alaska, 1969–1983: implicaciones para la etiología y control"]. *Public Health Rep* 27 (1989): 798–803.

L-arginina

Keller, D. W. y K. L. Polakoski. "L-arginine stimulation of human sperm motility in vitro" ["Estímulo con L-Arginina del esperma humano in vitro"]. *Biol Reprod* 13 (1975): 154–57.

Pearson, Durk y Sandy Shaw. "Sexual effects of nutrients: arginine and choline" ["Efectos sexuales de los nutrientes: arginina y colina"]. *Lifenet News* 2 (1999): 6.

Schacter, A., J. A. Goldman y Z. Zuckerman. "Treatment of Oligospermia with the Amino Acid Arginine" ["Tratamiento de la oligospermia con el aminoácido arginina"]. *J Urol* 110 (1973): 311–13.

Yoram, V. y G. Illan. "Oral pharmacotherapy in erectile dysfunction" ["Farmacoterapia oral en la disfunción eréctil"]. *Curr Opin Urol* 7, nro. 6 (1997): 349–53.

Zorgniotti, A. W. y E. F. Lia. "Effect of large doses of nitric oxide precursor, L-arginine, on erectile dysfunction" ["Efecto de grandes dosis del precursor de óxido nítrico, L-arginina, en la disfunción eréctil"]. *Int J Impot Rev* 1 (1994): 33–35.

L-carnitina

Vitali, G., R. Parente y C. Melotti. "Carnitine supplementation in Human Idiopathic Asthenospermia: Clinical results" ["Suplementos de carnitina en la astenospermia idiopática humana: resultados clínicos"]. *Drugs Exp Clin Res* 21 (1995): 157–59.

L-colina

Yoram, V. y G. Illan. "Oral pharmacotherapy in erectile dysfunction" ["Farmacoterapia oral en la disfunción eréctil"]. *Curr Opin Urol* 7, nro. 6 (1997): 349–53.

Zorgniotti, A. W. y E. F. Lia. "Effect of large doses of nitric oxide precursor, L-arginine, on erectile dysfunction" ["Efecto de altas dosis del precursor de óxido nítrico, L-arginina, en la disfunción eréctil"]. *Int J Impot Rev* 1 (1994): 33–35.

Dihidrotestosterona (DHT)

Arnold, Patrick. "DHT: Is It All Bad?" ["DHT: ¿Es tan mala?"]. Reimpreso de Muscle *Monthly Magazine.* www.mesomorphosis.com/articles/arnold.dht .htm.

Avila, D. M. y otros. "Identification of genes expressed in the rat prostate that are modulated differently by castration and finasteride treatment" ["Identificación de genes presentes en la próstata de la rata que son modulados de forma diferente por castración y por tratamiento con finasterida"]. *Journal of Endocrinology* 159 (1996): 403–11.

Endocrine Society (Sociedad Endocrina). "Dihydrotestosterone Gel Increases Muscle, Decreases Fat in Older Men ["El gel de dihidrotestosterona aumenta la musculatura, disminuye la grasa en hombres mayores"]. 14 de septiembre de 2001, Reporte de prensa sobre los resultados de un estudio llevado a cabo en la Universidad de Sydney y publicado en la edición de septiembre de 2001 de *Journal of Clinical Endocrinology and Metabolism* (2001).

Llewellyn, William. "DHT and the Athlete: Is It the Enemy?" ["DHT y el atleta: ¿Es el enemigo?"] www.hononline.com/dht.html.

Negri-Cesi, P. y otros. "Metabolism of steroids in the brain: A new insight into the role of 5-alpha-reductase and aromatase in brain differentiation and functions" ["Metabolismo y esteroides en el cerebro: una nueva perspectiva en el papel de la 5-alfa-reductasa y la aromatasa en las funciones y la diferenciación cerebral"]. *J. Steroid Biochem Mol Biol* 58 (1996): 455–66.

Poletti, A. y L. Martini. "Androgen-activating enzymes in the central nervous system" ["Enzimas estimulantes de andrógenos en el sistema nervioso central"]. *J Steroid Biochem Mol Biol* 65 (1998): 295–99.

Poletti, A. y otros. "The 5 alpha-reductase isozymes in the central nervous system" ["Las isoenzimas 5-alfa-reductasa en el sistema nervioso central"]. *Steroids* 63 (1998): 246–51.

L-fenilalanina y L-tirosina

Yoram, V. y G. Illan. "Oral pharmacotherapy in erectile dysfunction" ["Farmacoterapia oral para la disfunción eréctil"]. *Curr Opin Urol* 7, nro. 6 (1997): 349–53.

Vitamina B

Kumamato, Y. y otros. "Clinical efficacy of mecobalamin in treatment of oligospermia: Results of a double-blind comparative clinical study" ["Eficacia clínica de la metilcobalamina en el tratamiento de la oligospermia: Resultados de un estudio clínico comprarativo doble ciego"]. *Acta Urol Japan* 34 (1988): 1109–32.

Sandler, B. y B. Faragher. "Treatment of oligospermia with Vitamin B_{12}" ["Tratamiento de la oligospermia con vitamina B_{12}"]. *Infertility* 7 (1984): 133–38.

Zinc

Netter, A. y otros. "Effect of zinc administration on plasma testosterone, dihydrotestosterone, and sperm count" ["Efecto de la administración de zinc en testosterona de plasma, dihidrotestosterona y conteo de esperma"]. *Arch Androl* 7 (1981): 69–73.

Tikkiwal, M. "Effect of zinc administration on seminal zinc and fertility of oligospermic males" ["Efecto de la administración de zinc en el zinc seminal y la fertilidad de hombres oligospérmicos"]. *Ind Journal Physiol Pharmacol* 31 (1987): 30–34.

Alimentos

Alcohol

Derosa, G. y otros. "Prolactin secretion after beer" ["Secreción de prolactina después de consumir cerveza"]. *Lancet* 2 (1981): 934.

Stammel, W. y otros. "Tetrahydroisoquinoline alkaloids mimic direct but not receptor-mediated inhibitory effects of estrogens and phytoestrogens on testicular endocrine function. Possible significance for Leydig cell insufficiency in alcohol addiction" ["Los alcaloides de tetrahidroisoquinolina imitan los efectos directos, pero no los efectos inhibidores mediados por receptor de estrógenos y fitoestrógenos en la función endocrina tetiscular"]. *Life Sci* 49, nro. 18 (1991): 1319–29.

Tazuke, S. y otros. "Exogenous estrogen and endogenous sex hormones" ["Estrógeno exógeno y hormonas sexuales endógenas"]. *Medicine* 71 (1992): 44–50.

Carnes

Hamalainen, E. y otros. "Diet and serum sex hormones in healthy men" ["La dieta y el suero de hormonas sexuales en hombres saludables"]. *J Steroid Biochem* 20 (1984): 459–64.

Índice